CONCOURS PUÉRICULTRICE

Annales corrigées

S'entraîner avec les sujets officiels

Chez le même éditeur

Le guide de la puéricultrice, par J. Gassier et C. de Saint-Sauveur, 3e édition, 2015, 1192 pages.
Dictionnaire médical de l'infirmière. L'encyclopédie pratique de référence, par J. Quevauvilliers, L. Perlemuter et G. Perlemuter, 8e édition, 2015.

CONCOURS PUÉRICULTRICE

Annales corrigées

S'entraîner avec les sujets officiels

CEEPAME
(Comité d'entente des écoles préparant aux métiers de l'enfance)

Ouvrage coordonné par

Muriel Benazet
Puériçultrice DE
Formatrice coordinatrice
Section AP, IFSI de Béziers

4e édition

ELSEVIER
MASSON

Crédits iconographiques : Marie Schmitt pour les dessins des sujets n° 1 et 10.

ISBN : 978-2-294-74908-7
e-ISBN : 978-2-294-74994-0
Elsevier Masson SAS, 62, rue Camille-Desmoulins,
92442 Issy-les-Moulineaux cedex
www.elsevier-masson.fr

Préface

Ce livre s'adresse à vous, futurs candidats au concours d'infirmier(ère) puériculteur(trice). Il vous permet de **vous préparer à l'épreuve d'admissibilité en testant vos connaissances**.

Les modalités de sélection du concours et un programme de révision sont proposés en première partie.

Cet ouvrage présente des sujets d'épreuves d'admissibilité de ces dernières années et plus précisément des Questions à Choix Multiples (QCM) et des Questions à Réponses Ouvertes et Courtes (QROC). Ces deux types de questions permettent d'évaluer vos acquis, vos capacités de mémorisation, de compréhension, d'analyse, de synthèse et d'expression écrite.

Tous les sujets présentés sont accompagnés d'un corrigé visant une préparation plus efficace à l'épreuve en mobilisant votre capacité d'auto-évaluation. En travaillant ces sujets, vous multipliez vos chances de réussite. Ainsi, mettez-vous dans les conditions les plus proches possibles de cette épreuve. Répondez aux questions dans le temps prescrit (1h30) pour un sujet complet sans lire le corrigé, puis recherchez les réponses dans vos supports de cours, enfin comparez vos réponses avec le corrigé proposé.

Les tests psychotechniques constituant la deuxième épreuve écrite de l'épreuve d'admissibilité ainsi que les sujets tirés au sort lors de l'épreuve orale d'admission sont exclus de cet ouvrage. Vous trouverez les objectifs visés par ces épreuves dans l'arrêté du 12 décembre 1990 relatif à la scolarité, au diplôme d'Etat de puéricultrice et au fonctionnement des écoles.

Cet ouvrage a été réalisé grâce à la participation d'instituts de formation des puéricultrices, membres du CEEPAME. Je les remercie chaleureusement pour leur collaboration et leur implication.

Anne Dannemuller
Présidente du CEEPAME

SOMMAIRE

PARTIE 1. Du concours au métier

PARTIE 2. Épreuve écrite

1

Du concours au métier

Tout savoir sur le concours

Le CEEPAME

Le Comité d'entente des écoles de puéricultrices (CEEP), fondé en 1974, a pris le nom de Comité d'entente des écoles préparant aux métiers de l'enfance (CEEPAME) en 2005.

Le CEEPAME est constitué en association déclarée selon la loi de 1901 et a pour objet de promouvoir une formation professionnelle de qualité dans les écoles préparant aux métiers de l'enfance.

Ses buts sont :

- d'assurer la coordination des écoles et des filières de formation ;
- de représenter les écoles auprès des pouvoirs publics et de toute autre instance nationale ou internationale ;
- de développer l'expertise pédagogique des formateurs ;
- d'initier des travaux de recherche ;
- d'inscrire les écoles dans une démarche qualité.

Officiellement reconnue en 1947, la profession de puéricultrice n'a cessé de s'adapter aux besoins de la population, à l'évolution des structures d'accueil de la petite enfance, aux progrès techniques, etc.

La spécialisation de puéricultrice est ouverte aux infirmier(e)s et aux sages-femmes diplômées d'État et aux étudiants inscrits en dernière année d'études d'un de ces deux diplômes. L'entrée en formation est subordonnée à la réussite au concours et à la justification de l'un des deux diplômes précités.

La formation est destinée aux personnes désirant approfondir leurs connaissances de l'enfant (de la naissance à l'adolescence), de sa famille, de l'environnement dans lequel il est appelé à vivre.

Elle se déroule sur une année sanctionnée par un diplôme d'État.

La profession et les secteurs d'activité de la puéricultrice

Définition de la profession

La puéricultrice est un(e) infirmier(e) ou une sage-femme ayant suivi une formation spécifique sanctionnée par un diplôme d'État.

Elle contribue à promouvoir, maintenir et restaurer la santé de l'enfant dans ses différents milieux de vie.

Elle assure des responsabilités de soin (dans toutes ses dimensions), d'éducation, de relation, de gestion et d'encadrement.

La puéricultrice exerce dans différents secteurs d'activité

- **Dans les lieux de vie de l'enfant :**
  - structures médico-sociales et éducatives ;
  - services de promotion et de protection de la mère et de l'enfant ;
  - structures d'accueil de jour ;
  - structures d'accueil en internat.
- **Dans les structures hospitalières :**
  - maternité ;
  - pouponnière médicale ;
  - hospitalisation à domicile ;
  - pédiatrie ;
  - chirurgie ;
  - néonatalogie ;
  - pédopsychiatrie, etc.
- **Dans les écoles de formation :**
  - d'infirmier(e)s ;
  - de puéricultrices ;
  - d'auxiliaires de puériculture.

Le concours

Toutes les précisions sur le concours s'appuient sur :

- l'arrêté du 12 décembre 1990 modifié relatif à la scolarité, au diplôme d'État de puéricultrice et au fonctionnement des écoles – Journal Officiel du 16 décembre 1990 ;

Trois arrêtés ont encore redéfini l'arrêté de 1990 modifié.

Les conditions générales d'admission

Conformément à l'arrêté du 12 décembre 1990. Pour être admis à suivre l'enseignement sanctionné par le diplôme d'État de puériculture vous devez :

- être titulaire soit d'un diplôme, certificat ou autre titre permettant d'exercer la profession d'infirmier ou de sage-femme en France ;

ou

- si vous n'êtes pas titulaire du diplôme d'État d'infirmier(e) ou de sage-femme, fournir une attestation d'inscription en dernière année d'études conduisant à l'un des deux diplômes. En cas de succès au concours, votre admission définitive est subordonnée à la justification de l'un des diplômes précités. À défaut, vous perdrez le bénéfice du concours ;

et

- avoir subi avec succès les épreuves du concours d'admission organisé par l'école sous la responsabilité du directeur général de l'Agence Régionale de santé.

Les **résultats du concours** sont valables pour la rentrée scolaire au titre de laquelle ils ont été publiés.
Le directeur de l'école accorde une dérogation de droit en cas de : congé maternité, congé d'adoption, garde d'enfants de moins de quatre ans, rejet de demande d'accès à la formation professionnelle ou à la promotion sociale, rejet du congé de formation ou de demande de disponibilité.
Par ailleurs, en cas de maladie attestée par un certificat délivré par un médecin agréé, d'accident, ou si l'élève apporte la preuve de tout autre événement grave lui interdisant d'entreprendre ses études au titre de l'année en cours, un report de scolarité d'une année peut être accordé par le directeur de l'école.
L'ensemble de ces reports ne peut excéder deux années.

Les épreuves du concours d'admission

Les deux épreuves écrites et anonymes d'admissibilité

Première épreuve : QCM, QROC

Une épreuve comportant quarante questions à choix multiple (QCM) et dix questions à réponse ouverte et courte (QROC), permettant de vérifier les connaissances des candidats (durée : une heure et trente minutes ; coefficient : 1 ; notée sur 20 points). Selon les écoles, des barèmes différents de cotation peuvent être portés aux QCM et aux QROC. Les résultats des QCM peuvent être pondérés selon le nombre de réponses exactes et la cotation des QROC être différente d'un QROC à l'autre. En résultat final, la note de cette première épreuve est sur 20.
Une note inférieure à 7 sur 20 est éliminatoire.

Seconde épreuve : tests psychotechniques

Une épreuve de tests psychotechniques permettant d'évaluer les capacités d'analyse et de synthèse des candidat(e)s (durée : une heure et trente minutes ; coefficient : 1 ; notée sur 20 points).
Une note inférieure à 7 sur 20 est éliminatoire.
Ces deux épreuves ont lieu le même jour.

Sont déclaré(e)s admissibles, les candidat(e)s ayant obtenu une note égale ou supérieure à 20 points sur 40 sans note éliminatoire.
La liste alphabétique des candidat(e)s déclaré(e)s admissibles est affichée à l'école, avec notification des résultats à chaque candidat(e).

L'épreuve orale d'admission

Les candidat(e)s admissibles sont convoqué(e)s à une épreuve orale d'admission portant sur l'étude d'une situation en rapport avec l'exercice professionnel infirmier. Ce sujet est tiré au sort par le (la) candidat(e), parmi les questions préparées par le jury.

Préparée en vingt minutes, notée sur 20 points, cette épreuve consiste en un exposé de dix minutes maximum suivi d'une discussion avec le jury de dix minutes maximum (jury de trois personnes : un médecin exerçant dans un établissement de santé public ou privé, le directeur de l'école de puéricultrices ou un formateur le représentant, une puéricultrice ou un infirmier non enseignant exerçant des fonctions d'encadrement).
Une note inférieure à 7 sur 20 est éliminatoire.

Sont déclaré(e)s admis(es), les candidat(e)s les mieux classés dans la limite des places figurant dans l'agrément de l'école sous réserve que le total des notes obtenues pour l'ensemble du concours d'admission soit égal ou supérieur à 30 points sur 60, sans note éliminatoire.
Une liste complémentaire peut être établie. Si celle-ci ne permet pas de pourvoir l'ensemble des places offertes, le directeur de l'école concernée peut faire appel à des candidat(e)s inscrit(e)s sur la liste complémentaire d'autres écoles, resté(e)s sans affectation à l'issue de la procédure d'admission.

Le programme du concours d'admission

Les épreuves du concours d'admission vérifieront les connaissances acquises par les candidat(e)s antérieurement à l'admission en école de puéricultrices afin qu'ils (elles) soient à même d'appréhender la formation de puéricultrice.
L'épreuve de QCM et de QROC devra permettre, en référence au programme d'études préparatoires au diplôme d'État d'infirmier(e) de vérifier les points décrits ci-après, conformément à l'annexe 1 de l'arrêté du 12 décembre 1990.

I. Tester les connaissances des candidats en matière de physiologie des grands systèmes nécessaires à la compréhension des besoins physiques de l'enfant et des mécanismes physiopathologiques des différentes pathologies infantiles

A. L'homme

Génétique

Anatomie – Physiologie

1. La cellule

2. Fonction de commande et de régulation

- Définition de la fonction.
- Anatomie et physiologie :
  - le système nerveux central et périphérique ;
  - le système neurovégétatif ;
  - les organes de sens : ouïe, vue, odorat, toucher, goût ;
  - les mécanismes de la douleur ;
  - le sommeil ;
  - la thermogenèse ;
  - la thermolyse ;
  - les glandes endocrines ;
  - la régulation hormonale.

3. Fonction locomotrice

- Définition de la fonction.
- Anatomie et physiologie de l'appareil locomoteur :
  - le squelette ;
  - la musculature ;
  - les articulations ;
  - le mouvement.
- Observation des possibilités de mobilisation.
- La statique.

4. Fonction circulatoire

- Définition de la fonction.
- Anatomie et physiologie de l'appareil cardiovasculaire :
  - le cœur ;
  - les vaisseaux ;
  - le sang : composition, éléments figurés, groupes sanguins ;
  - le système réticulo-endothélial ;
  - le système lymphatique.
- Observation de la circulation normale :
  - pouls ;
  - tension artérielle ;
  - coloration des téguments et des muqueuses.

5. Fonction respiratoire

- Définition de la fonction.
- Anatomie et physiologie de l'appareil respiratoire :
  - les voies aériennes ;
  - les poumons ;
  - la plèvre ;
  - les mouvements respiratoires ;
  - les échanges gazeux.
- Observation de la respiration normale :
  - coloration des téguments ;
  - rythme et amplitude respiratoires.

5. Fonction urinaire

- Définition de la fonction.
- Anatomie et physiologie de l'appareil urinaire :
  - l'arbre urinaire ;
  - le parenchyme rénal ;
  - la filtration, l'excrétion, la réabsorption ;
  - la composition de l'urine ;
  - la miction.
- Observation de la diurèse normale.

6. Fonction de nutrition

- Définition de la fonction.
- Anatomie et physiologie de l'appareil digestif :
  - le tube digestif ;
  - les glandes annexes ;

- les sécrétions digestives;
- la digestion;
- le métabolisme des glucides, lipides et protides;
- la notion de ration calorique;
- l'équilibre hydro-électrique et homéostatique du milieu intérieur.

▸ Observation :
- de l'appétit;
- du transit intestinal normal.

▸ Définition de l'alimentation équilibrée.

8. Fonction de protection et de défense de l'organisme

▸ Définition de la fonction.

▸ Anatomie et physiologie de la peau.

▸ Moyens de défense naturels :
- processus inflammatoire;
- réaction du système nerveux;
- réaction humorale non spécifique;
- réaction antigène-anticorps.

▸ Immunité acquise :
- active : vaccination;
- passive : sérothérapie.

▸ Notions sur l'infection. Les différents germes :
- les bactéries : vie, croissance, multiplication, classification;
- les virus;
- les parasites.

▸ Modes de transmission :
- les agents vecteurs : poussière, eau, aliments, animaux;
- les voies de pénétration.

▸ Lutte contre la contamination intrahospitalière :
- propreté des mains;
- antisepsie;
- désinfection;
- asepsie;
- stérilisation.

9. Fonction sexuelle et de reproduction

▸ Définition.

▸ Anatomie et physiologie :
- l'appareil génital féminin;
- l'appareil génital masculin;
- les grandes étapes de la vie génitale;
- le cycle menstruel;
- l'ovogenèse et la spermatogenèse;
- l'acte sexuel;
- la fécondation.

B. L'enfant

1. Le nouveau-né

- Caractéristiques physiques et physiologiques.
- Alimentation.
- Soins.

2. L'enfant : développement physique, psychomoteur et psychosocial

3. L'adolescent : caractéristiques physiques et physiologiques

4. Pathologie

- Principaux symptômes : diarrhée, vomissements, etc.
- Principaux syndromes : déshydratation, etc.
- Maladies infectieuses :
  - rougeole, rubéole, varicelle ;
  - scarlatine, oreillons ;
  - coqueluche, diphtérie ;
  - affections méningococciques, etc.
- Affections dermatologiques.
- Affections du tube digestif : muguet, sténose hypertrophique du pylore, etc.
- Affections chirurgicales diverses : hernies, phimosis, etc.
- Déformations osseuses diverses.

II. Tester les connaissances en matière de pharmacologie, indispensables à l'application des prescriptions médicales, à la surveillance clinique de la personne soignée et à la thérapeutique mise en œuvre, ainsi que les connaissances relatives à la législation pharmaceutique

Les thérapies médicamenteuses

- Origine des médicaments : animale, végétale, minérale, synthétique.
- Législation pharmaceutique : les produits dangereux, les toxiques, les stupéfiants.
- Rangement d'une armoire à pharmacie.
- Organisation d'une distribution de médicaments : risques d'erreur et de gaspillage, péremption, etc.
- Présentation des médicaments.
- Étude des formes médicamenteuses.
- Calcul de doses et de pourcentages.
- Prescription médicale.
- Voies d'administration des médicaments.

III. Tester les connaissances en matière d'obstétrique et de pathologie obstétricale, indispensables pour la compréhension de leur incidence sur le fœtus et le nouveau-né

A. Évolution d'une grossesse

- Changements physiologiques.
- Effets psychiques : réaction de la future mère, du couple, de la famille.
- Développement et physiologie de l'embryon et du fœtus.
- Hygiène de vie de la femme enceinte.
- Préparation à l'accouchement.

- Physiologie de l'accouchement.
- Approches psychologiques de l'accouchement et de la naissance.
- Suites de couches normales.

B. Pathologie

- Complications de la grossesse.
- Maladies générales et grossesse.
- Accouchement et suites de couches pathologiques.

IV. Tester les connaissances relatives au service infirmier et à l'exercice de la profession d'infirmier(e)

- Le service infirmier et son évolution.
- Loi du 31 mai 1978 relative à la profession d'infirmier(e).
- Décret n° 2004–802 du 29 juillet 2004 relatif à la profession d'infirmier(e) (Livre III).
- Dimensions du soin infirmier.
- Démarche diagnostique.
- Responsabilité civile, pénale et administrative de l'infirmier(e).
- Directives et recommandations européennes.

V. Tester les connaissances relatives à l'état sanitaire de la France et aux structures administratives et médico-sociales afin de comprendre les orientations et la mise en œuvre de la politique de santé de l'enfant et de la famille

A. L'état sanitaire de la France

- Démographie : fécondité, natalité, mortalité, morbidité.
- Épidémiologie.
- Planification des actions de santé.
- Santé publique et approche communautaire de la santé.
- Situations spécifiques : précarité, exclusion, personne en situation de handicap, maltraitance.

B. La législation relative à la mère et à l'enfant

- Le droit du travail.
- La protection maternelle et infantile.
- La contraception.
- L'interruption volontaire de grossesse.

C. Les structures administratives sanitaires et médico-sociales de la France

- La décentralisation.
- Les institutions sanitaires, sociales, et médico-sociales, publiques et privées.
- La réforme hospitalière : loi du 31 juillet 1991, ordonnance du 24 avril 1996 et circulaire n° 96–466 du 18 juillet 1996, ordonnance n° 2003–850 du 4 septembre 2003 portant simplification de l'organisation et du fonctionnement du système de santé.
- Agence régionale d'hospitalisation.
- Schéma régional d'organisation sanitaire.
- La démarche qualité et l'accréditation.

- Les alternatives à l'hospitalisation.
- Loi du 4 mars 2002 relative aux droits des malades et à la qualité du système de santé.
- Ordonnances n° 2005-406 du 2 mai 2005 et n° 2005-11/2 du 1er septembre 2005 : mise en place à l'hôpital de la nouvelle gouvernance hospitalière.
- Décret n° 2005-1656 du 26 décembre 2005 relatif aux conseils de pôles d'activité et la commission de soins infirmiers, de rééducation et médico-techniques des établissements publics de santé.

D. Santé et alimentation

- Besoins alimentaires.
- Composition des aliments.
- Équilibre alimentaire.
- Hygiène de l'eau, du lait, des aliments.
- Préparation et hygiène des repas.
- Étude du circuit des aliments dans les collectivités.
- Achat, contrôle et conservation des aliments.

E. Prise en charge de la douleur

- Aspect législatif (plan triennal 1998-2001, 2002-2005).
- Sémiologie.
- Évaluation.
- Traitement et soins infirmiers.
- Soins palliatifs : loi du 22 avril 2005 relative aux droits des malades et à la fin de vie.

Nous attirons l'attention des candidats sur la nécessité d'actualiser textes et connaissances en raison de la date de parution de l'arrêté régissant le concours.

Consignes concernant les réponses aux QCM et QROC

QCM

Les types de QCM (questions à choix multiple) se regroupent sous plusieurs formes.

Questions à choix simple

Une seule des cinq propositions constitue la réponse exacte.

Exemple

Énoncé. Cochez la réponse exacte. Le signe pathognomonique de la rougeole est :

Propositions

- ☐ **A.** Une langue framboisée
- ☒ **B.** Un signe de Koplik
- ☐ **C.** Une éruption vésiculaire
- ☐ **D.** Un érythème en nappe
- ☐ **E.** Un intertrigo

Questions à choix multiple

Au moins une, ou encore deux, trois, quatre, voire les cinq propositions peuvent constituer la réponse exacte.

Exemple

Énoncé. *Cochez la (ou les) réponse(s) exacte(s).* **On retrouve dans la constitution squelettique du poignet :**

Propositions

- ☒ **A.** Le scaphoïde
- ☒ **B.** Le pyramidal
- ☐ **C.** Le cunéiforme
- ☐ **D.** Le cuboïde
- ☒ **E.** Le trapèze

Questions à compléments groupés

Exemple

Répondre :

- A : si 1, 2, 3 sont vrais ;
- B : si 1, 3 sont vrais ;
- C : si 2, 4 sont vrais ;
- D : si 4 est vrai ;
- E : si 1, 2, 3, 4 sont vrais.

Énoncé. La méningite cérébro-spinale se manifeste par :

1. Une diarrhée
2. Une raideur de la nuque
3. Une hypothermie
4. Des céphalées

Cochez la réponse exacte :

☐ **A** ☐ **B** ☒ **C** ☐ **D** ☐ **E**

Questions de type association

Exemple

Associez aux questions suivantes le complément A, B, C, D, E qui leur correspond.

Énoncé. Reliez à chaque type de nutriments son rôle dans l'organisme :

A. Glucides	Question 1 : Apport énergétique
B. Protides	Question 2 : Rôle plastique
C. Vitamines	Question 3 : Source d'azote
D. Eau	Question 4 : Santé de la peau des muqueuses
E. Lipides	Question 5 : Solvant, agent de transport

(Réponse 1 : A – Réponse 2 : E – Réponse 3 : B – Réponse 4 : C – Réponse 5 : D)

Questions de type cause à effet

Chaque question comporte deux propositions.

Exemple

Répondre :

- A : si V-V, si les propositions sont toutes deux vraies, et s'il existe entre elles une relation de cause à effet ;
- B : si V-V, si les propositions sont toutes deux vraies sans qu'il existe entre elles une relation de cause à effet ;
- C : si V-F, si la première proposition est vraie et la seconde fausse ;
- D : si F-V, si la première proposition est fausse et la seconde vraie ;
- E : si F-F, si les deux propositions sont fausses.

Proposition 1 : l'héparine est un puissant anticoagulant utilisé *in vivo*
CAR
Proposition 2 : elle inhibe la biosynthèse hépatique de la prothrombine
Cochez la réponse exacte :

☐ **A** ☒ **B** ☐ **C** ☐ **D** ☐ **E**

QROC

La réponse attendue au QROC (question à réponse ouverte et courte) est courte et précise et elle peut être exprimée sous différentes formes (un ou plusieurs mots, phrases, formules, annotation de schémas…).

Exemple

Énoncé. Vous accueillez un nourrisson de 6 mois hospitalisé pour une déshydratation aiguë à la suite d'une diarrhée. 48 heures avant son admission, son poids était de 6,820 kg ; à l'entrée, il est de 6,320 kg et sa température est de 39 degrés.
1. Citez au moins quatre signes cliniques de la déshydratation aiguë chez le nourrisson.
2. Calculez la perte de poids de cet enfant en pourcentage.

Réponses

1.

- Perte de poids.
- Fontanelle déprimée.
- Signes de collapsus.
- Soif intense.
- Troubles de la conscience.
- Persistance du pli cutané.
- Yeux enfoncés, cernés.
- Fièvre.
- Muqueuses sèches.
- Globes oculaires mous.

2. 7,3 %.

→ $\left(\frac{\text{poids initial} - \text{poids réel}}{\text{poids initial}}\right) \times 100$

2

Épreuve écrite

HAPITRE 1

Sujet corrigé : Dijon (2015)

QCM

QCM à complément simple

1. Les corticosurrénales :
- ☐ **A.** Sont des glandes exocrines
- ☐ **B.** Sécrètent la calcitonine
- ☐ **C.** Sécrètent des glucocorticoïdes
- ☐ **D.** Sécrètent des hormones hypercalcémiantes
- ☐ **E.** Stimulent la digestion

2. La trypsine est une enzyme :
- ☐ **A.** Biliaire
- ☐ **B.** Salivaire
- ☐ **C.** Intestinale
- ☐ **D.** Gastrique
- ☐ **E.** Pancréatique

3. Le surfactant est :
- ☐ **A.** Une hormone surrénalienne
- ☐ **B.** Une substance fabriquée par le poumon
- ☐ **C.** Un enzyme digestif
- ☐ **D.** Une substance sécrétée par le sein
- ☐ **E.** Une hormone hypophysaire

4. La stimulation du système nerveux sympathique entraîne :
- ☐ **A.** Un ralentissement du rythme cardiaque
- ☐ **B.** Un ralentissement du transit digestif
- ☐ **C.** Un myosis
- ☐ **D.** Une vasoconstriction pulmonaire
- ☐ **E.** Une vasodilatation périphérique

5. Le signe constant retrouvé dans la déshydratation aiguë du nourrisson est :
- ☐ **A.** Vomissements
- ☐ **B.** Diarrhée
- ☐ **C.** Perte de poids
- ☐ **D.** Polyurie
- ☐ **E.** Anémie

6. L'hormone qui régule la teneur en sodium de l'urine est :

☐ **A.** L'insuline
☐ **B.** L'adrénaline
☐ **C.** La rénine
☐ **D.** L'aldostérone
☐ **E.** Le cortisol

7. Le système cérébrospinal se compose de :

☐ **A.** L'encéphale
☐ **B.** La moelle épinière et les nerfs périphériques
☐ **C.** L'encéphale, la moelle épinière et les nerfs périphériques
☐ **D.** L'encéphale, la moelle épinière et le système sympathique
☐ **E.** Les centres nerveux et le système végétatif

8. La réalisation du contrôle ultime prétransfusionnel (CPTU) est :

☐ **A.** Obligatoire avant toute transfusion de concentrés de globules rouges au lit du patient
☐ **B.** Obligatoire avant toute transfusion de plaquettes
☐ **C.** Obligatoire avant toute transfusion de plasma frais congelé
☐ **D.** Facultative avant toute transfusion de globules rouges compatibilisés en laboratoire
☐ **E.** Facultative pour les concentrés globulaires autologues

9. Le nom complet du corps d'un os long est :

☐ **A.** L'épiphyse
☐ **B.** Le périoste
☐ **C.** La diaphyse
☐ **D.** L'os compact

10. La croissance osseuse chez les enfants et les adultes est régie et dirigée par :

☐ **A.** L'hormone de croissance
☐ **B.** La thyroxine
☐ **C.** Les hormones sexuelles
☐ **D.** Les forces mécaniques
☐ **E.** Toutes ces réponses

11. Au niveau pulmonaire, on nomme l'oxygénation du sang :

☐ **A.** Hémostase
☐ **B.** Hématose
☐ **C.** Hyperhémie
☐ **D.** Hémolyse
☐ **E.** Hypoxie

12. Dans les poumons et dans toutes les membranes cellulaires, l'échange gazeux repose sur :

☐ **A.** Le transport actif
☐ **B.** La diffusion
☐ **C.** La filtration
☐ **D.** L'osmose

13. Parmi les éléments suivants, lequel exerce le plus de stimulation sur le centre respiratoire de l'encéphale ?

- ☐ **A.** L'oxygène
- ☐ **B.** Le gaz carbonique
- ☐ **C.** Le calcium
- ☐ **D.** La volonté

14. Laquelle de ces substances est absorbée par le tubule contourné proximal ?

- ☐ **A.** Le sodium
- ☐ **B.** Le potassium
- ☐ **C.** Le calcium
- ☐ **D.** Les acides aminés
- ☐ **E.** Aucune de ces substances

15. Quelle doit être la composition moyenne d'une ration alimentaire équilibrée pour un adulte sain ?

- ☐ **A.** 15 % de protides, 30 % de lipides, 55 % de glucides
- ☐ **B.** 15 % de protides, 25 % de lipides, 60 % de glucides
- ☐ **C.** 55 % de protides, 15 % de lipides, 35 % de glucides
- ☐ **D.** 20 % de protides, 10 % de lipides, 70 % de glucides
- ☐ **E.** 20 % de protides, 70 % de lipides, 10 % de glucides

16. Quelle est l'affection due à un virus ?

- ☐ **A.** Le tétanos
- ☐ **B.** La varicelle
- ☐ **C.** La coqueluche
- ☐ **D.** La diphtérie
- ☐ **E.** La tuberculose

17. Qu'appelle-t-on synergie des médicaments ?

- ☐ **A.** L'action d'un médicament A est accrue par un médicament B
- ☐ **B.** Un médicament neutralise totalement ou partiellement les effets d'un autre médicament
- ☐ **C.** Les médicaments s'accumulent dans l'organisme entraînant des symptômes anormaux
- ☐ **D.** Le fait pour un médicament d'être porteur d'une étiquette verte
- ☐ **E.** Le fait de nécessiter d'être délivré avec une prescription renouvelable mensuellement

18. 5 mL de chlorure de magnésium dosé à 15 % contiennent :

- ☐ **A.** 75 g de chlorure de magnésium
- ☐ **B.** 7,5 g de chlorure de magnésium
- ☐ **C.** 0,75 g de chlorure de magnésium
- ☐ **D.** 0,75 mg de chlorure de magnésium
- ☐ **E.** 75 mg de chlorure de magnésium

19. La mortalité infantile se définit :

- ☐ **A.** De 28 semaines d'aménorrhée à 8 jours de vie
- ☐ **B.** De la naissance à 28 jours de vie

☐ **C.** De la naissance à un an
☐ **D.** De 28 semaines d'aménorrhée à un an
☐ **E.** Les huit premiers jours de vie

20. La Bétadine® se situe dans la famille des produits :
☐ **A.** Détergents
☐ **B.** Bactéricides
☐ **C.** Désinfectants
☐ **D.** Bactériostatiques
☐ **E.** Antiseptiques

QCM à compléments multiples

21. Les lois de l'hérédité : parmi ces propositions, lesquelles sont exactes ?
☐ **A.** Chaque individu possède 23 paires de chromosomes
☐ **B.** Chaque chromosome est composé de milliers de gènes
☐ **C.** Chaque chromosome assure la transmission d'un caractère particulier
☐ **D.** Chaque gène assure la transmission d'un caractère particulier

22. Lesquelles de ces affirmations sont vraies ?
☐ **A.** Le génome est un matériel génétique porté par l'ARN
☐ **B.** Le gène est une séquence d'ADN codant une protéine
☐ **C.** La protéine est une succession d'acides aminés issus de l'ARN
☐ **D.** Le code génétique permet à la cellule de transformer une séquence de nucléotides en une séquence d'acides aminés

23. Lesquelles de ces affirmations sont exactes ?
☐ **A.** L'intérieur des cellules a une charge électrique négative
☐ **B.** Il y a plus de sodium dans la cellule qu'à l'extérieur
☐ **C.** Les ribosomes sont le lieu de la synthèse des lipides
☐ **D.** La mitochondrie est la source d'énergie de la cellule
☐ **E.** La mitochondrie produit de l'adénosine triphosphate

24. Quels sont les risques liés à un traitement diurétique ?
☐ **A.** Hypernatrémie
☐ **B.** Hypokaliémie
☐ **C.** Hypertension
☐ **D.** Hypovolémie
☐ **E.** Hypocalcémie

25. Chez un sujet adulte non immunodéprimé de groupe sanguin O, les anticorps anti-A et anti-B :
☐ **A.** Sont toujours présents
☐ **B.** Ne sont présents qu'après une transfusion ABO compatible
☐ **C.** Sont mis en évidence lors d'une recherche d'agglutinines irrégulières
☐ **D.** N'entraînent la destruction des hématies de groupe A, B et AB qu'après plusieurs transfusions incompatibles
☐ **E.** Entraînent une hémolyse des hématies de groupe A, B et AB dès la première transfusion

26. Lesquelles de ces affirmations sont exactes ?

☐ **A.** La grande circulation s'appelle circulation systémique
☐ **B.** La petite circulation s'appelle circulation pulmonaire
☐ **C.** Les artères systémiques naissent des artères pulmonaires
☐ **D.** Les artères pulmonaires naissent de l'aorte
☐ **E.** Le sang quitte le cœur gauche par l'aorte

27. Quelles sont les zones qui comportent du sang riche en CO_2 ?

☐ **A.** Ventricule gauche
☐ **B.** Oreillette droite
☐ **C.** Veine cave
☐ **D.** Oreillette gauche
☐ **E.** Veine pulmonaire

28. Au niveau du cœur :

☐ **A.** Le tronc pulmonaire est une grande artère d'où émergent deux autres artères
☐ **B.** Le tronc pulmonaire transporte du sang pauvre en oxygène
☐ **C.** La valve du tronc pulmonaire se nomme aussi valve mitrale
☐ **D.** L'espace QRS sur l'électrocardiogramme correspond à la dépolarisation des oreillettes
☐ **E.** La valve de l'aorte empêche le sang de refluer dans le ventricule droit

29. Au niveau de la circulation :

☐ **A.** L'artère fémorale est une branche directe du tronc cœliaque
☐ **B.** Le tronc brachiocéphalique est une branche de l'aorte
☐ **C.** La circulation systémique permet l'irrigation fonctionnelle de tous les organes sauf ceux de la tête
☐ **D.** La circulation pulmonaire a pour rôle les échanges gazeux
☐ **E.** La pression artérielle dépend du débit cardiaque et des résistances périphériques

30. L'urine initiale contient :

☐ **A.** Du sodium
☐ **B.** Du potassium
☐ **C.** De l'urée
☐ **D.** Des grosses et des petites protéines
☐ **E.** Des bicarbonates
☐ **F.** Du glucose

31. Lesquelles de ces vitamines sont liposolubles ?

☐ **A.** Vitamine A
☐ **B.** Vitamine C
☐ **C.** Vitamine D
☐ **D.** Vitamine E
☐ **E.** Vitamine K

32. La sténose du pylore :

☐ **A.** Est une invagination de l'intestin grêle
☐ **B.** Empêche l'écoulement de la bile

☐ **C.** Provoque des vomissements
☐ **D.** S'accompagne d'une fièvre à 40 °C
☐ **E.** Est une hypertrophie de l'olive pylorique

33. La prévention de la toxoplasmose passe par des actions simples :
☐ **A.** Éviter le contact avec les excréments des chats
☐ **B.** Bien laver les fruits et légumes
☐ **C.** Bien cuire les viandes
☐ **D.** Éviter de manger des laitages
☐ **E.** Ne pas consommer de crustacés

34. Dans la physiologie génitale :
☐ **A.** La sécrétion de testostérone est assurée par les cellules de Leydig dans les testicules
☐ **B.** Les hormones ovariennes ont des niveaux sanguins élevés en début de cycle
☐ **C.** FSH et LH sont des hormones sécrétées par l'hypophyse uniquement chez la femme
☐ **D.** La fécondation se fait généralement dans l'ampoule tubaire
☐ **E.** Dans l'utérus, l'embryon s'implante au stade blastocyste

35. Quelles sont les réponses justes ? Les corticoïdes :
☐ **A.** Ont un effet anti-inflammatoire
☐ **B.** Ont un effet antiallergique
☐ **C.** Ont un effet immunosuppresseur
☐ **D.** Ont un effet hypoglycémiant
☐ **E.** Ont un effet sur le métabolisme phosphocalcique

36. L'acide acétylsalicylique a une action :
☐ **A.** Antalgique
☐ **B.** Antipyrétique
☐ **C.** Anti-inflammatoire
☐ **D.** Anti-asthénique
☐ **E.** Anti-agrégant plaquettaire

37. Lesquelles de ces affirmations sont exactes ? Pendant la grossesse :
☐ **A.** Chez l'embryon, la gastrulation correspond à l'apparition du sexe
☐ **B.** Le cordon ombilical comprend deux artères et une veine
☐ **C.** L'hormone sécrétée par le tissu placentaire est la HCG (gonadotrophine chorionique humaine)
☐ **D.** L'ocytocine est une hormone hypophysaire dont le rôle est myorelaxant
☐ **E.** Chez l'embryon, la neurulation permet de former le tube digestif

38. Cochez les affirmations exactes, relatives à la grossesse et l'accouchement :
☐ **A.** L'hormone ocytocine est sécrétée uniquement chez la femme qui allaite
☐ **B.** Le terme habituel d'une grossesse normale est de 37 semaines d'aménorrhée

☐ **C.** Pendant l'accouchement, la délivrance correspond au passage de la tête hors de la vulve

☐ **D.** Une femme enceinte de groupe rhésus négatif bénéficie d'un dosage de RAI (recherche agglutinines ou anticorps irréguliers) jusqu'à son accouchement

☐ **E.** Les écoulements vulvaires en suites de couches se nomment les lochies

39. Parmi les faits cités, quels sont ceux pour lesquels la responsabilité pénale de l'infirmière dans son exercice professionnel est engagée ?

☐ **A.** Le trafic de stupéfiants

☐ **B.** L'euthanasie active

☐ **C.** Le défaut de surveillance d'un travail délégué

☐ **D.** La violation du secret professionnel

☐ **E.** La non-assistance à personne en danger

40. Parmi les soins suivants, lesquels relèvent du rôle propre de l'infirmière ?

☐ **A.** Les soins de prévention d'escarre

☐ **B.** La surveillance d'une perfusion

☐ **C.** La surveillance d'un aérosol non médicamenteux

☐ **D.** L'ablation d'un plâtre

☐ **E.** La ponction veineuse

QROC

QUESTION 1

Citez les trois signes cliniques caractéristiques de l'occlusion intestinale.

QUESTION 2

Qu'est-ce que la cyanose et qu'indique-t-elle ?

QUESTION 3

Les dents ont la particularité d'être différentes en fonction de leur rôle :
– celles dont la fonction est de découper la nourriture s'appellent .... et sont au nombre de .... ;
– celles qui déchiquettent les aliments s'appellent .... et sont au nombre de ....

QUESTION 4

Citez les modes de contamination de l'hépatite B.

QUESTION 5

Une prescription médicale est donnée comme suit : Digoxine® *per os*, 20 µg/kg/jour en 3 prises. Le médicament se présente sous la forme d'un soluté dosé à 50 µg de Digoxine® par mL. L'enfant pèse 3,6 kg.

a. Quelle sera la dose quotidienne ?
b. Quelle sera la dose à chaque prise ?
c. Quel sera le volume d'une prise ?

QUESTION 6

Un enfant pesant 30 kg reçoit un traitement antibiotique à la dose quotidienne de 50 mg/5 kg de poids. Le médicament est donné sous forme de comprimés dosés à 50 mg et conditionnés en tablettes de 20 comprimés.

a. Combien de comprimés l'enfant recevra-t-il par jour ?

b. Pendant combien de temps le traitement peut-il être assuré avec trois tablettes de comprimés ?

QUESTION 7

Charlie a 10 ans ; il pèse 42 kg. Il souffre de crises d'épilepsie pour lesquelles le pédiatre lui a prescrit 30 mg/kg de Dépakine® (anti-épileptique) en soluté buvable, qui sont répartis en trois prises par 24 heures. Le flacon de Dépakine® fait 40 mL et est dosé à 200 mg/mL.

a. Quelle sera la dose de Dépakine® en mg qui sera donnée à Charlie à chaque prise ?

b. Quel sera le volume de Dépakine® en mL qui sera donné à Charlie à chaque prise ?

c. Combien de jours de traitement seront assurés avec un flacon de Dépakine® ?

QUESTION 8

Donnez les définitions des termes suivants.

a. Produit désinfectant.

b. Produit décontaminant.

c. Produit antiseptique.

QUESTION 9

Définissez prévalence et incidence.

QUESTION 10

Légendez le schéma suivant.

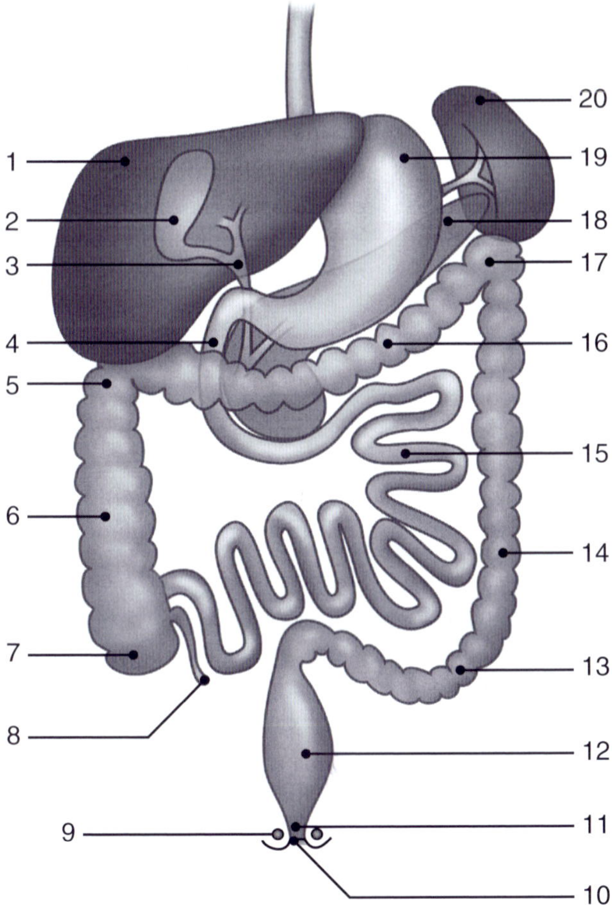

Figure 1.1

CORRIGÉ

QCM

1. C	**11.** B	**21.** A, B, D	**31.** A, C, D
2. E	**12.** B	**22.** B, D	**32.** C, E
3. B	**13.** B	**23.** A, D	**33.** A, B, C
4. B	**14.** A	**24.** B, D	**34.** A, D, E
5. C	**15.** A	**25.** A, C	**35.** A, B, C, E
6. D	**16.** B	**26.** A, B, E	**36.** A, B, C, E
7. C	**17.** A	**27.** B, C	**37.** B, C
8. A	**18.** C	**28.** A, B	**38.** D, E
9. C	**19.** C	**29.** B, D, E	**39.** A, B, C, D, E
10. E	**20.** E	**30.** A, B, C, E, F	**40.** A, B, C

QROC

QUESTION 1

Les trois signes cliniques caractéristiques de l'occlusion intestinale sont :

- les douleurs abdominales ;
- les vomissements ;
- l'arrêt des matières et des gaz.

QUESTION 2

- Le terme de cyanose désigne un symptôme clinique consistant en la coloration bleutée que prennent la peau et les muqueuses. La cyanose correspond à la présence dans le sang d'un taux anormalement élevé d'hémoglobine non oxygénée.
- La cyanose indique une diminution de la quantité d'oxygène acheminée par l'hémoglobine dans le sang.

QUESTION 3

Les dents ont la particularité d'être différentes en fonction de leur rôle :

- celles dont la fonction est de découper la nourriture s'appellent *incisives* et sont au nombre de *8* ;
- celles qui déchiquettent les aliments s'appellent *canines* et sont au nombre de *4*.

QUESTION 4

Modes de contamination de l'hépatite B :

- transmission sexuelle ;
- transmission par le sang contaminé ;
- piqûre accidentelle ou injection avec du matériel contaminé ;
- par les excrétas : selles, urines, salive, larmes contaminées.

QUESTION 5

a. Dose quotidienne : 20 mg × 3 600 g = 72 mg.
b. Dose/prise : 72/3 = 24 mg.
c. Volume d'une prise : 24/50 = 0,48 mL.

QUESTION 6

a. L'enfant recevra six comprimés par jour.
b. Avec trois tablettes de comprimés, le traitement peut être assuré pendant dix jours.

QUESTION 7

a. 30 mg × 42 = 1 260 mg de Dépakine® par 24 heures.
Soit 1 260 mg : 3 = 420 mg de Dépakine® par prise toutes les 8 heures.
b. Le flacon est dosé à 200 mg/mL de Dépakine®.
Si 200 mg est égal à 1 mL, 420 mg est égal à X mL.
X = (420 × 1)/200
X = 2,1 mL de Dépakine® par prise, soit 6,3 mL par 24 heures.

c. Le flacon de Dépakine® fait 40 mL.
6,3 mL de Dépakine® pour 1 jour ; 40 mL de Dépakine® pour X jours.
X = (40 × 1)/6,3
X = 6,34 jours
6 jours et demi de traitement peuvent être assurés avec un flacon de Dépakine®.

QUESTION 8

a. Produit désinfectant : produit qui permet momentanément d'éliminer ou de tuer des micro-organismes sur des surfaces inertes.
b. Produit décontaminant : produit qui permet de stopper la multiplication des micro-organismes.
c. Produit antiseptique : produit qui permet momentanément d'éliminer ou de tuer des micro-organismes au niveau des tissus vivants.

QUESTION 9

- La prévalence prend en compte le nombre de personnes atteintes à un moment donné, elle dépend de l'incidence et de la durée moyenne de la maladie.
- L'incidence prend en compte le nombre de personnes nouvellement atteintes, elle mesure la vitesse de propagation d'une maladie.

QUESTION 10

1. Foie ; **2.** Vésicule biliaire ; **3.** Voie biliaire principale ; **4.** Duodénum ; **5.** Angle droit du côlon ; **6.** Côlon ascendant ; **7.** Cæcum ; **8.** Appendice ; **9.** Sphincter anal ; **10.** Anus ; **11.** Canal anal ; **12.** Ampoule rectale ; **13.** Côlon sigmoïde ; **14.** Côlon descendant ; **15.** Jéjunum ; **16.** Côlon transverse ; **17.** Angle gauche du côlon ; **18.** Pancréas ; **19.** Estomac ; **20.** Rate.

CHAPITRE 2

Sujet corrigé : Grenoble (2015)

QCM

QCM à complément simple

1. Vous vous êtes fait une fracture de l'avant-bras, vous vous êtes fracturé :

- ☐ **A.** L'humérus
- ☐ **B.** L'ulna
- ☐ **C.** Le calcanéus
- ☐ **D.** Le métacarpe
- ☐ **E.** Le malléus

2. La cataracte désigne :

- ☐ **A.** Une opacification du cristallin
- ☐ **B.** Une opacification de la cornée
- ☐ **C.** Une hémorragie rétinienne
- ☐ **D.** Une hémorragie de l'humeur vitrée
- ☐ **E.** Une sclérose du nerf optique

3. Une ampoule de 20 mL de chlorure de sodium à 10 % contient :

- ☐ **A.** 1 g de chlorure de sodium
- ☐ **B.** 2 g de chlorure de sodium
- ☐ **C.** 100 mg de chlorure de sodium
- ☐ **D.** 200 mg de chlorure de sodium
- ☐ **E.** 20 000 mg de chlorure de sodium

4. Une ampoule de chlorure de sodium (NaCl) à 20 % contient :

- ☐ **A.** 10 g/L de NaCl
- ☐ **B.** 1 g/L de NaCl
- ☐ **C.** 20 g/100 mL de NaCl
- ☐ **D.** 2 g/100 mL de NaCl
- ☐ **E.** 20 g/100 L de NaCl

5. Une ampoule de sulfate de magnésium de 10 mL à 0,15 g/mL contient :

- ☐ **A.** 15 g de sulfate de magnésium
- ☐ **B.** 150 g de sulfate de magnésium
- ☐ **C.** 1 500 mg de sulfate de magnésium
- ☐ **D.** 150 mg de sulfate de magnésium
- ☐ **E.** 1,5 mg de sulfate de magnésium

6. Le sang de l'artère pulmonaire :

- ☐ **A.** Va à l'oreillette droite
- ☐ **B.** Vient de l'oreillette gauche

- ☐ **C.** Va au ventricule droit
- ☐ **D.** Vient du ventricule droit
- ☐ **E.** Vient du ventricule gauche

7. Le foramen ovale (trou de Botal) est une communication entre :
- ☐ **A.** L'oreillette droite et l'oreillette gauche
- ☐ **B.** Le ventricule droit et le ventricule gauche
- ☐ **C.** L'oreillette droite et le ventricule droit
- ☐ **D.** L'oreillette gauche et le ventricule gauche
- ☐ **E.** L'artère pulmonaire et l'aorte

8. Au niveau pulmonaire, l'oxygénation du sang est appelée :
- ☐ **A.** Hématose
- ☐ **B.** Hémostase
- ☐ **C.** Hypoxie
- ☐ **D.** Hyperhémie
- ☐ **E.** Hémolyse

9. La présence de graisses dans les selles se nomme :
- ☐ **A.** Leucorrhée
- ☐ **B.** Rhinorrhée
- ☐ **C.** Chorée
- ☐ **D.** Stéatorrhée
- ☐ **E.** Aménorrhée

10. L'appendice xiphoïde est situé au niveau :
- ☐ **A.** Des fosses nasales
- ☐ **B.** Du sphénoïde
- ☐ **C.** De l'ethmoïde
- ☐ **D.** De la clavicule
- ☐ **E.** Du sternum

11. Le fructose est un :
- ☐ **A.** Monosaccharide
- ☐ **B.** Disaccharide
- ☐ **C.** Trisaccharide
- ☐ **D.** Multisaccharide
- ☐ **E.** Polyoside

12. Parmi les glandes endocrines, il n'y a pas :
- ☐ **A.** La thyroïde
- ☐ **B.** La parathyroïde
- ☐ **C.** Les glandes salivaires
- ☐ **D.** Les surrénales
- ☐ **E.** L'adénohypophyse

13. Les éléments qui synthétisent les protéines dans une cellule sont :
- ☐ **A.** Les appareils de Golgi
- ☐ **B.** Les mitochondries
- ☐ **C.** Les centrioles
- ☐ **D.** Les ribosomes
- ☐ **E.** Les vacuoles

14. La loi relative aux droits des malades et à la fin de vie, dite loi Léonetti, date de :
- ☐ **A.** 1975
- ☐ **B.** 2002
- ☐ **C.** 2005
- ☐ **D.** 2010
- ☐ **E.** 2013

15. En ce qui concerne la hiérarchie des normes législatives en France, on retrouve par ordre décroissant :
- ☐ **A.** Loi, arrêté, circulaire, décret
- ☐ **B.** Arrêté, circulaire, décret, loi
- ☐ **C.** Loi, décret, arrêté, circulaire
- ☐ **D.** Décret, loi, arrêté, circulaire
- ☐ **E.** Toutes ont la même importance

16. Les vertèbres lombaires sont au nombre de :
- ☐ **A.** 8
- ☐ **B.** 5
- ☐ **C.** 10
- ☐ **D.** 6
- ☐ **E.** 7

17. L'infirmière, dans le cadre de son rôle propre, peut solliciter la collaboration d'une aide-soignante pour :
- ☐ **A.** La prise du médicament non injectable
- ☐ **B.** La prise du médicament
- ☐ **C.** La préparation et la prise du médicament non injectable
- ☐ **D.** La préparation, la prise et la surveillance des effets du médicament non injectable
- ☐ **E.** L'aide à la prise du médicament sous forme non injectable

18. La friction des mains au gel hydro-alcoolique permet :
- ☐ **A.** Un nettoyage des mains
- ☐ **B.** Une antisepsie des mains
- ☐ **C.** Une désinfection des mains
- ☐ **D.** Un nettoyage et une désinfection des mains
- ☐ **E.** Un nettoyage et une antisepsie des mains

19. La toxoplasmose est une maladie d'origine :
- ☐ **A.** Virale
- ☐ **B.** Bactérienne
- ☐ **C.** Sporadique
- ☐ **D.** Vénérienne
- ☐ **E.** Parasitaire

20. Les antiseptiques sont :
- ☐ **A.** Des médicaments anti-infectieux à usage externe
- ☐ **B.** Des médicaments anti-infectieux à usage parentéral
- ☐ **C.** Des désinfectants
- ☐ **D.** Des solutions détergentes
- ☐ **E.** Des solutions stérilisantes

QCM à compléments multiples

21. Parmi la liste des soins infirmiers suivants, lesquels peuvent être accomplis dans le cadre du rôle propre ?

☐ **A.** Soins et surveillance de patients en assistance nutritive entérale ou parentérale

☐ **B.** Ventilation manuelle instrumentale par masque

☐ **C.** Prélèvements et collecte de sécrétions et d'excrétions

☐ **D.** Soins et surveillance des patients sous dialyse rénale ou péritonéale

☐ **E.** Ablation de dispositifs d'immobilisation et de contention

22. Dans le rachis normal, on trouve :

☐ **A.** 7 vertèbres cervicales

☐ **B.** 11 vertèbres thoraciques

☐ **C.** 5 vertèbres lombaires

☐ **D.** 4 vertèbres sacrées

☐ **E.** 3 vertèbres coccygiennes

23. Le pied se compose :

☐ **A.** De l'os scaphoïde

☐ **B.** Du premier métacarpien

☐ **C.** Du calcanéum

☐ **D.** Du premier métatarsien

☐ **E.** De l'astragale

24. Le lavage des mains est préconisé :

☐ **A.** En cas de mains macroscopiquement souillées

☐ **B.** Juste avant d'utiliser du gel hydro-alcoolique

☐ **C.** Lors de la prise de poste

☐ **D.** Lors de la prise de constantes entre deux patients non infectés

☐ **E.** Après s'être mouché

25. La fontanelle antérieure est délimitée par les os du crâne suivants :

☐ **A.** Le frontal

☐ **B.** L'occipital

☐ **C.** Les temporaux

☐ **D.** Les pariétaux

☐ **E.** Le mastoïde

26. Au cours de sa maturation, le follicule ovarien :

☐ **A.** Se transforme en follicule de « De Graaf »

☐ **B.** Est éjecté au 28e jour du cycle

☐ **C.** Sécrète de la progestérone

☐ **D.** Prend le nom de corps jaune

☐ **E.** Sécrète des prostaglandines

27. Le rein assure :

☐ **A.** Une fonction d'excrétion

☐ **B.** Une fonction de régulation

- ☐ **C.** Une fonction de nutrition
- ☐ **D.** Une fonction endocrine
- ☐ **E.** Une fonction immunitaire

28. Le surfactant :

- ☐ **A.** Est synthétisé par les cellules alvéolaires
- ☐ **B.** Possède une fonction mécanique
- ☐ **C.** Empêche l'alvéole de se collaber
- ☐ **D.** Joue un rôle de défense immunitaire
- ☐ **E.** Est métabolisé par le poumon

29. Le liquide céphalorachidien à l'état physiologique est composé de :

- ☐ **A.** Sodium
- ☐ **B.** Potassium
- ☐ **C.** Chlore
- ☐ **D.** Sang
- ☐ **E.** Protéines

30. Parmi les maladies contagieuses suivantes, les maladies non éruptives sont :

- ☐ **A.** La rougeole
- ☐ **B.** La scarlatine
- ☐ **C.** Les oreillons
- ☐ **D.** La coqueluche
- ☐ **E.** La varicelle

31. Dans l'article R. 4311-3 du décret du 29 juillet 2004 relatif aux actes professionnels et à l'exercice de la profession d'infirmier, relèvent du rôle propre de l'infirmier :

- ☐ **A.** Les soins liés aux fonctions d'entretien et de continuité de la vie
- ☐ **B.** Les soins visant à compenser partiellement ou totalement un manque ou une diminution d'autonomie d'une personne ou d'un groupe de personnes
- ☐ **C.** La prise d'initiatives et l'accomplissement des soins qu'il juge nécessaires conformément aux dispositions des articles R. 4311-5 et R. 4311-6
- ☐ **D.** L'identification des besoins de la personne, la pose d'un diagnostic infirmier, la formulation des objectifs de soins, la mise en œuvre des actions appropriées et leurs évaluations
- ☐ **E.** L'élaboration, avec la participation des membres de l'équipe soignante, des protocoles de soins médicaux

32. Les dérogations légales au secret professionnel sont applicables en cas de connaissance :

- ☐ **A.** De faits ou circonstances en rapport avec la vie privée du patient
- ☐ **B.** De sévices ou privations infligés à un mineur de 15 ans
- ☐ **C.** De faits ou circonstances en rapport avec l'état du malade, la nature de son affection, les éléments du traitement

☐ **D.** De sévices ou privations infligés à une personne qui n'est pas en mesure de se protéger en raison de son âge

☐ **E.** De sévices ou privations infligés à une personne qui n'est pas en mesure de se protéger en raison de son état physique ou psychique

33. La loi relative aux droits des malades et à la fin de vie, dite loi Léonetti :

☐ **A.** Indique que les traitements ne doivent pas être poursuivis par une « obstination déraisonnable »

☐ **B.** Fait obligation de dispenser des soins palliatifs

☐ **C.** Dit que les traitements « antidouleur » efficaces peuvent être administrés en fin de vie

☐ **D.** Légifère sur l'euthanasie

☐ **E.** Dit que si le malade est inconscient, l'arrêt ou la limitation du traitement ne peuvent être décidés que dans le cadre d'une procédure collégiale et après consultation d'un proche ou d'une « personne de confiance » préalablement désignée par le malade

34. L'asthme :

☐ **A.** Est une maladie inflammatoire chronique des voies aériennes

☐ **B.** Est due au bacille de Koch

☐ **C.** Est un trouble obstructif inspiratoire

☐ **D.** N'atteint jamais l'enfant

☐ **E.** A notamment comme facteurs aggravants le tabac et la pollution

35. Les vaccinations non obligatoires en France en 2015 sont :

☐ **A.** La vaccination antipoliomyélitique

☐ **B.** La vaccination antitétanique

☐ **C.** La vaccination antirougeole, oreillons, rubéole

☐ **D.** La vaccination antidiphtérique

☐ **E.** La vaccination antituberculeuse

36. Le système nerveux est enveloppé de trois méninges :

☐ **A.** La pie-mère

☐ **B.** La sclère

☐ **C.** La choroïde

☐ **D.** La dure-mère

☐ **E.** L'arachnoïde

37. La glande surrénale assure l'équilibre du :

☐ **A.** Potassium

☐ **B.** Sodium

☐ **C.** Glucose

☐ **D.** Chlore

☐ **E.** Bicarbonate

38. La bile est composée de :

☐ **A.** Bilirubine

☐ **B.** Sels biliaires

☐ **C.** Cholestérol

☐ **D.** Phospholipides
☐ **E.** Amylase

39. La surveillance d'un membre plâtré est la :
☐ **A.** Mobilité
☐ **B.** Chaleur
☐ **C.** Sensibilité
☐ **D.** Coloration
☐ **E.** Douleur

40. La Haute Autorité de Santé a pour missions :
☐ **A.** L'évaluation des pratiques professionnelles
☐ **B.** L'information des professionnels de santé et du public sur le bon usage des soins et des bonnes pratiques
☐ **C.** La mise en œuvre au niveau régional de la politique de santé publique
☐ **D.** La régulation de l'offre des services de santé
☐ **E.** L'organisation de la Conférence régionale de santé

QROC

QUESTION 1

Vous disposez d'ampoules de 2 mL de chlorhydrate de morphine à 1 %. Un patient a une prescription IV de 4 ampoules par 24 heures.
Indiquez la quantité de morphine en mg administrée sur 24 heures.

QUESTION 2

Donnez le cadre juridique de la fonction d'aide-soignant ou d'auxiliaire de puériculture.

QUESTION 3

Donnez quatre signes cliniques du diabète insulino-dépendant.

QUESTION 4

a. Citez le nom des groupes alimentaires en indiquant la fonction principale de chacun d'eux.
b. Donnez en kilocalories combien apportent 1 g de glucides, 1 g de lipides et 1 g de protides.

QUESTION 5

a. Citez les trois éléments qui composent le score de Glasgow.
b. Indiquez à quoi correspond un score de Glasgow à 15.

QUESTION 6

Martine, 18 ans, a été opérée d'une péritonite ; elle est équipée d'une pompe à morphine lui permettant une administration en continu et en bolus.
a. Citez huit effets secondaires possibles liés à l'utilisation de la morphine.
b. Citez l'antidote à utiliser en cas de surdosage.

QUESTION 7

Citez neuf vérifications avant le départ d'un patient pour le bloc opératoire.

QUESTION 8

M. Dupont est pris en charge pour une chirurgie cardiaque ; vous avez comme prescription un groupage sanguin à prélever.
Donnez et expliquez au moins six principes fondamentaux à respecter pour ce type de prélèvement, dans le cadre de la sécurité transfusionnelle.

QUESTION 9

Indiquez à quoi correspondent les sigles DAOM et DASRI.

QUESTION 10

Mme Dupont, 88 ans, est hospitalisée pour une déshydratation aiguë. Le dernier poids connu était de 52 kg. À l'entrée à l'hôpital, elle pèse 47,5 kg.
Calculez le pourcentage de perte de poids de Mme Dupont.

CORRIGÉ

QCM

1. B	**11.** A	**21.** A, B, D	**31.** A, B, C, D
2. A	**12.** C	**22.** A, C	**32.** B, D, E
3. B	**13.** D	**23.** C, D, E	**33.** A, B, C, E
4. C	**14.** C	**24.** A, C, E	**34.** A, E
5. C	**15.** C	**25.** A, D	**35.** C, E
6. D	**16.** B	**26.** A, C, D	**36.** A, D, E
7. A	**17.** E	**27.** A, B, D	**37.** A, B, C
8. A	**18.** B	**28.** A, B, C, E	**38.** A, B, C, D
9. D	**19.** E	**29.** A, B, C, E	**39.** A, B, C, D, E
10. E	**20.** A	**30.** C, D	**40.** A, B

QROC

QUESTION 1

1 g pour 100 mL, d'où *x* g pour 2 mL, soit 0,02 g, soit 20 mg pour une ampoule.
D'où 4 ampoules = 80 mg.

QUESTION 2

L'AS ou l'AP exerce sous la responsabilité de l'IDE ou la PDE avec qui elle collabore et dans la limite de sa qualification reconnue du fait de sa formation (art. R.4311-4 du décret du 29 juillet 2004).

QUESTION 3
Quatre signes cliniques du diabète insulino-dépendant : polyurie, polydipsie, polyphagie, amaigrissement, fatigue.

QUESTION 4
a. Les sept groupes alimentaires sont :

Groupe alimentaire	Fonction
Les viandes, poissons et œufs	Fabrication et fonctionnement du muscle
Le lait et les produits laitiers	Construction du squelette (apport de calcium)
Les corps gras	Fonctionnement du cerveau (apport d'acides gras essentiels)
Les céréales et les féculents	Énergie durable (glucides lents)
Les fruits et légumes	Apport de fibres, minéraux et vitamines pour le bon fonctionnement de l'organisme
Les sucres et produits sucrés	Énergie disponible immédiatement (carburant de l'organisme par glucides rapides)
L'eau	Hydratation

b. 1 g de glucides apporte 4 kcal ; 1 g de lipides apporte 9 kcal ; 1 g de protides apporte 4 kcal.

QUESTION 5
a. L'ouverture des yeux, les réponses verbales, les réponses motrices.
b. Un score de Glasgow à 15 (5 à chaque élément) correspond à une personne qui va bien.

QUESTION 6
a. Nausées, vomissements, céphalées, rétention urinaire, constipation, prurit, détresse respiratoire, somnolence.
b. Antidote : naloxone ou Narcan®.

QUESTION 7
Neuf vérifications avant le départ d'un patient pour le bloc opératoire :
- vérifier que le patient est à jeun de solide depuis au moins 6 h et de liquide clair depuis au moins 2 h (pas de chewing-gum, pas de cigarette, pas de confiserie) ;
- vérifier l'identité du patient en la lui demandant et par le port du bracelet d'identification ;
- vérifier que la douche préopératoire a été faite l'avant-veille, la veille et le matin même ;
- vérifier que le patient n'a plus ni bijoux, ni piercing, ni vernis sur les ongles des pieds et des mains ;
- vérifier qu'il est vêtu du sarrau propre sans sous-vêtement ;
- vérifier que le lit a été refait avec du linge propre ;
- vérifier la présence du dossier médical et infirmier ;
- remplir la *check-list* ;
- prendre connaissance de la prescription médicale d'une éventuelle prémédication.

QUESTION 8

- Demander au patient son identité et vérifier la correspondance avec la prescription.
- Vérifier sa date de naissance en la lui demandant et en vérifiant son exactitude.
- Réaliser un 1er prélèvement sanguin.
- Réaliser le 2nd prélèvement à un moment différent et si possible par une autre infirmière.
- Étiqueter le tube au lit du patient.
- Inscrire la date et l'heure du prélèvement sur le tube au lit du patient.
- Chaque bon doit être identifié avec le nom, le prénom et la signature de la personne qui a effectué le prélèvement.
- Appliquer les règles d'hygiène standard.

QUESTION 9

- DAOM : Déchets assimilés ordures ménagères.
- DASRI : Déchets d'activité de soins risque infectieux.

QUESTION 10

$52 - 47{,}5 = 4{,}5$ kg

soit $(4{,}5 \times 100)/52 = 8{,}65$ %

CHAPITRE 3

Sujet corrigé : Metz et Nancy (2015)

QCM

Questions à choix simple

1. La mucoviscidose est une maladie génétique à transmission :

- ☐ **A.** Autosomique récessive
- ☐ **B.** Autosomique dominante
- ☐ **C.** Dominante liée au sexe
- ☐ **D.** Récessive liée au sexe
- ☐ **E.** Dominante à expression variable

2. Concernant l'hormone principale de la famille des glucocorticoïdes, vous retenez comme exact :

- ☐ **A.** Le cortisol
- ☐ **B.** L'aldostérone
- ☐ **C.** La DHA
- ☐ **D.** Les androgènes
- ☐ **E.** L'adrénaline

3. Concernant le nerf moteur du diaphragme, vous retenez comme exact :

- ☐ **A.** Le récurrent
- ☐ **B.** Le nerf d'Arnold
- ☐ **C.** Le nerf phrénique
- ☐ **D.** Le sympathique
- ☐ **E.** Le vague

4. Concernant les vitamines, vous retenez comme exact :

- ☐ **A.** La vitamine D intervient dans la coagulation sanguine
- ☐ **B.** La vitamine B intervient dans le métabolisme phosphocalcique
- ☐ **C.** La vitamine E est un antioxydant tissulaire
- ☐ **D.** La vitamine K est synthétisée au niveau du derme
- ☐ **E.** La vitamine C est liposoluble

5. Un produit se présente en ampoule de 20 mL. Sachant qu'il y a 5 mg de produit actif dans 100 mL, combien une ampoule contient-elle de produit actif ?

- ☐ **A.** 1 mg
- ☐ **B.** 1 cg
- ☐ **C.** 10 cg
- ☐ **D.** 10 µg
- ☐ **E.** 0,1 g

6. Concernant les unités de mesure, vous retenez comme exact :
- ☐ **A.** 1 décagramme correspond à 100 grammes
- ☐ **B.** 1 décigramme correspond à 10 grammes
- ☐ **C.** 1 hectogramme correspond à 10 000 centigrammes
- ☐ **D.** 10^{-3} grammes correspondent à 1 gramme.
- ☐ **E.** 10^{1} grammes correspondent à 0,1 gramme.

7. Concernant l'infirmière, vous retenez comme exact :
- ☐ **A.** Elle peut écrire une prescription médicamenteuse faite oralement par le médecin
- ☐ **B.** Elle peut confier la distribution des médicaments à l'aide-soignante
- ☐ **C.** Elle doit vérifier la prescription médicamenteuse établie par le médecin
- ☐ **D.** Elle enregistre la délivrance des médicaments à chaque fin de poste
- ☐ **E.** Elle peut réajuster une prescription médicamenteuse

Questions à choix multiple

8. Concernant l'hérédité, vous retenez comme exact :
- ☐ **A.** Le noyau cellulaire contient l'ADN
- ☐ **B.** Les gamètes contiennent 46 chromosomes
- ☐ **C.** L'ARN est le support de l'information génétique
- ☐ **D.** Un gène qui ne s'exprime pas est dit récessif
- ☐ **E.** Chez un sujet homozygote, les gènes gouvernant un caractère donné sont identiques

9. Concernant le caryotype, vous retenez comme exact :
- ☐ **A.** Il permet de vérifier la normalité du nombre et la qualité des chromosomes
- ☐ **B.** Les paires de chromosomes autosomes sont au au nombre de 22
- ☐ **C.** Un sujet atteint de trisomie 21 possède un chromosome en moins
- ☐ **D.** Un sujet féminin possède une paire de chromosomes sexuels XY
- ☐ **E.** Une perte de matériel génétique sur une branche d'un chromosome s'appelle délétion

10. Concernant la cellule, vous retenez comme exact :
- ☐ **A.** Toutes les cellules du corps humain ont la même forme
- ☐ **B.** La membrane d'une cellule s'appelle membrane nucléaire
- ☐ **C.** Le noyau comprend un nucléole
- ☐ **D.** Les mitochondries fournissent de l'énergie aux cellules
- ☐ **E.** Le cytoplasme renferme les organites

11. Concernant le système nerveux central, vous retenez comme exact :
- ☐ **A.** Il est composé de l'encéphale et de la moelle épinière
- ☐ **B.** L'écorce des hémisphères cérébraux est constituée d'une substance blanche
- ☐ **C.** Le bulbe rachidien est un élément du tronc cérébral
- ☐ **D.** Le thalamus est le centre de la sensibilité
- ☐ **E.** Chaque hémisphère cérébral est divisé en 2 lobes

12. Concernant l'humeur de l'œil, vous retenez comme exact :

☐ **A.** Elle est sécrétée par le cristallin

☐ **B.** Elle passe de la chambre postérieure à la chambre antérieure par la pupille

☐ **C.** Elle est évacuée dans l'angle cornéen

☐ **D.** Elle se situe entre la cornée et le cristallin

☐ **E.** Elle est responsable de la cataracte si elle ne s'évacue pas

13. Concernant les os longs, vous retenez comme exact :

☐ **A.** Le périoste permet la croissance

☐ **B.** Les épiphyses sont les extrémités de l'os

☐ **C.** La diaphyse contient des tissus spongieux et de la moelle jaune

☐ **D.** Un os mature contient une ligne épiphysaire

☐ **E.** L'épiphyse est constituée d'os compact

14. Concernant la colonne vertébrale, vous retenez comme exact :

☐ **A.** Les vertèbres cervicales sont au nombre de 8

☐ **B.** Les vertèbres dorsales sont au nombre de 12

☐ **C.** Elle possède 3 courbures

☐ **D.** La colonne dorsale est convexe en avant

☐ **E.** La première vertèbre s'appelle l'axis

15. Concernant l'anatomie du cœur, vous retenez comme exact :

☐ **A.** L'oreillette gauche reçoit les veines pulmonaires

☐ **B.** La valve entre l'oreillette et le ventricule droit est appelée valvule mitrale

☐ **C.** La membrane séreuse qui recouvre le cœur s'appelle l'endocarde

☐ **D.** La cloison qui sépare le cœur gauche du cœur droit s'appelle le septum

☐ **E.** Les artères coronaires nourrissent le cœur

16. Concernant le système ABO, vous retenez comme exact :

☐ **A.** Le groupe A possède l'antigène A

☐ **B.** Le groupe AB ne possède pas d'antigène

☐ **C.** Le groupe O possède les antigènes A et B

☐ **D.** Les antigènes sont portés par les hématies

☐ **E.** La recherche d'antigènes se fait par le test de Beth-Vincent

17. Parmi les propositions suivantes, vous retenez comme exact :

☐ **A.** Un obstacle interposé sur le circuit lymphatique entraîne une augmentation du liquide interstitiel et se traduit par un œdème

☐ **B.** La petite circulation se nomme aussi circulation systémique

☐ **C.** La grande circulation se nomme aussi circulation pulmonaire

☐ **D.** La grande veine lymphatique se jette dans la veine sous-clavière

☐ **E.** Les vaisseaux lymphatiques transportent un liquide appelé la lymphe

18. Concernant la fonction respiratoire, vous retenez comme exact :

☐ **A.** Les échanges gazeux entre les alvéoles pulmonaires et le sang se font par le mécanisme de diffusion

☐ **B.** Le dioxyde de carbone est transporté sous 2 formes

☐ **C.** La valeur normale du pH se situe entre 7,20 et 7,30

☐ **D.** L'air se déplace d'une région de basse pression vers une région de haute pression

☐ **E.** Le surfactant recouvre la surface intérieure des alvéoles

19. Concernant la physiologie respiratoire, vous retenez comme exact :

☐ **A.** La capacité vitale correspond au volume inhalé à chaque cycle respiratoire pendant une respiration calme

☐ **B.** DEP signifie « débit expiratoire de pointe »

☐ **C.** L'oxyhémoglobine correspond à l'oxygène dissous dans le plasma

☐ **D.** La proportion d'oxygène dans l'air expiré est de 21 %

☐ **E.** L'alcalose correspond à une diminution des ions H^+

20. Concernant l'uretère, vous retenez comme exact :

☐ **A.** Il relie le bassinet à la vessie

☐ **B.** Il est plus long chez l'homme que chez la femme

☐ **C.** Il achemine l'urine de la vessie vers le méat urinaire

☐ **D.** Il prend naissance au niveau de la pyramide de Malpighi

☐ **E.** Il est doté d'une activité péristaltique

21. Concernant le recueil d'urine en vue d'une diurèse sur 24 heures, vous retenez comme exact :

☐ **A.** Le patient doit uriner avant la mise en route de la diurèse

☐ **B.** Le patient doit conserver les premières urines du matin lors de la mise en route de la diurèse

☐ **C.** Le patient doit jeter les urines de la nuit du recueil

☐ **D.** Le patient doit recueillir les urines sur 24 heures

☐ **E.** Le patient doit uriner une dernière fois avant l'arrêt de l'examen

22. Concernant les éléments présents dans la composition des urines physiologiques, vous retenez comme exact :

☐ **A.** Le potassium

☐ **B.** Les micro-organismes

☐ **C.** Le sang

☐ **D.** Le glucose

☐ **E.** L'urobiline

23. Concernant la bile, vous retenez comme exact :

☐ **A.** Elle est sécrétée de façon continue

☐ **B.** Elle est sécrétée par la vésicule biliaire

☐ **C.** Elle intervient dans la digestion des glucides

☐ **D.** Elle est élaborée par les hépatocytes

☐ **E.** Elle est de pH acide

24. Concernant les organes lymphoïdes périphériques, vous retenez comme exact :

☐ **A.** La rate

☐ **B.** Les ganglions lymphatiques

☐ **C.** Les amygdales

☐ **D.** Le thymus

☐ **E.** La moelle épinière

25. Concernant les maladies transmises par un virus, vous retenez comme exact :

- ☐ **A.** La coqueluche
- ☐ **B.** Les oreillons
- ☐ **C.** La varicelle
- ☐ **D.** La grippe
- ☐ **E.** La toxoplasmose

26. Concernant les vaccinations obligatoires en France, vous retenez comme exact :

- ☐ **A.** La vaccination contre la coqueluche
- ☐ **B.** La vaccination contre la diphtérie
- ☐ **C.** La vaccination contre la méningite
- ☐ **D.** La vaccination contre le tétanos
- ☐ **E.** La vaccination contre l'hépatite B

27. Concernant les effets indésirables de l'acide acétylsalicylique, vous retenez comme exact :

- ☐ **A.** Somnolence
- ☐ **B.** Hémorragie digestive
- ☐ **C.** Ulcérations gastriques
- ☐ **D.** Gingivorragies
- ☐ **E.** Vertiges

28. Concernant les antalgiques, vous retenez comme exact :

- ☐ **A.** L'OMS définit 3 paliers
- ☐ **B.** La Codéine® fait partie du palier 1
- ☐ **C.** Le Fentanyl® fait partie du palier 2
- ☐ **D.** Les morphiniques entraînent une somnolence
- ☐ **E.** Les AINS ont une action anti-agrégante

29. Concernant le cycle menstruel, vous retenez comme exact :

- ☐ **A.** La phase folliculaire est toujours de 14 jours
- ☐ **B.** La phase lutéale se situe en première partie du cycle
- ☐ **C.** L'ovulation s'accompagne d'une augmentation de la température corporelle
- ☐ **D.** La phase folliculaire correspond à la maturation de l'ovule
- ☐ **E.** La progestérone est sécrétée au cours de la phase folliculaire

30. Concernant l'appareil génital masculin, vous retenez comme exact :

- ☐ **A.** Le canal déférent prolonge l'épididyme
- ☐ **B.** L'ampoule déférentielle est le lieu de stockage des spermatozoïdes
- ☐ **C.** La prostate sécrète le liquide séminal
- ☐ **D.** L'uretère traverse la prostate
- ☐ **E.** Les vésicules séminales se situent à la partie inférieure de la prostate

31. Concernant les facteurs prédisposants d'une prééclampsie, vous retenez comme exact :

- ☐ **A.** L'obésité
- ☐ **B.** Le diabète
- ☐ **C.** L'amaigrissement
- ☐ **D.** Les grossesses multiples
- ☐ **E.** L'infection

32. Concernant les facteurs de risque d'un diabète gestationnel, vous retenez comme exact :

☐ **A.** Un âge supérieur à 30 ans
☐ **B.** Un surpoids
☐ **C.** Un antécédent de macrosomie
☐ **D.** Une hypercholestérolémie
☐ **E.** Des antécédents familiaux de diabète de type 2

33. Concernant les précautions complémentaires « air », vous retenez comme exact :

☐ **A.** Je mets un masque avant d'entrer dans la chambre
☐ **B.** Je mets des gants dès l'entrée dans la chambre
☐ **C.** Je porte systématiquement un tablier non stérile à usage unique
☐ **D.** J'enlève mon masque avant de sortir de la chambre
☐ **E.** Elles sont mises en place sur prescription médicale

34. Parmi ces actions, vous retenez comme exactes celles relevant du rôle propre de l'infirmier(e) :

☐ **A.** Surveillance de l'hygiène et de l'équilibre alimentaire
☐ **B.** Ventilation manuelle instrumentale par masque
☐ **C.** Ablation de cathéters centraux et intrathécaux
☐ **D.** Premier sondage vésical chez l'homme en cas de rétention
☐ **E.** Dépistage et évaluation des risques de maltraitance

35. Concernant la responsabilité professionnelle de l'infirmier, vous retenez comme exact :

☐ **A.** La collaboration implique un transfert de responsabilité
☐ **B.** La collaboration intervient dans la limite de la qualification reconnue par la formation
☐ **C.** La collaboration intervient par l'expérience acquise sur le terrain
☐ **D.** L'aide-soignant travaille sous la responsabilité de l'infirmier
☐ **E.** L'aide-soignant a un rôle propre

36. Concernant les interruptions de grossesse, vous retenez comme exact :

☐ **A.** L'interruption volontaire de grossesse peut être pratiquée avant la fin de la 14e semaine de grossesse

☐ **B. Si une mineure** ne peut obtenir le consentement parental ou tutorial, elle doit se faire accompagner d'une personne majeure de son choix

☐ **C.** L'interruption médicale de grossesse peut être réalisée pour des raisons médicales, quel que soit le terme de la grossesse, sur dossier et avis d'un comité d'experts à la demande de la femme

☐ **D.** L'interruption volontaire de grossesse est prise en charge à 100 % dans le cadre d'un tarif forfaitaire

☐ **E.** Une dispense totale d'avance de frais est possible pour les femmes bénéficiaires de la couverture maladie universelle complémentaire.

37. Concernant les repères clés préconisés par le Plan national nutrition santé et nécessaires à un bon équilibre alimentaire, vous retenez comme exact :

☐ **A.** Les <u>fruits et légumes</u> : au plus 5 par jour
☐ **B.** Les <u>produits laitiers</u> : 2 par jour

☐ **C.** Les féculents à chaque repas et selon l'appétit
☐ **D.** Les viandes, poissons et œufs : 1 à 2 fois par jour
☐ **E.** Le sel : à limiter.

38. Concernant l'obésité, vous retenez comme exact :
☐ **A.** En 2012, elle touchait 35 % des adultes en France
☐ **B.** Selon l'Organisation mondiale de la santé, elle est représentée par un indice de masse corporelle supérieur à 28
☐ **C.** Le tour de taille est un critère à prendre en compte pour évaluer une obésité
☐ **D.** Il existe une prédisposition génétique à l'obésité
☐ **E.** Le manque de sommeil est un des facteurs influençant l'obésité

39. Concernant la loi 2002-303 du 4 mars 2002 relative aux droits des patients et des usagers, vous retenez comme exact :
☐ **A.** Le patient peut avoir accès directement à son dossier
☐ **B.** Le mineur peut s'opposer à la communication de son dossier médical à ses parents
☐ **C.** Les ayants droit d'un patient décédé peuvent consulter le dossier médical du défunt
☐ **D.** L'envoi de la copie du dossier médical est gratuit
☐ **E.** Le secret médical fait obstacle à la communication du dossier médical à la personne de confiance

40. Concernant l'acte transfusionnel, vous retenez comme exact :
☐ **A.** Il peut faire l'objet de l'application d'un protocole en cas d'urgence
☐ **B.** Il exige l'information systématique du patient par l'infirmière
☐ **C.** Il est réalisé par l'infirmière dans le cadre du rôle sur prescription
☐ **D.** Il impose une surveillance clinique du patient
☐ **E.** Il oblige à un contrôle ultime prétransfusionnel

QROC

QUESTION 1

Citez le nom des cellules de l'organisme qui ne se reproduisent pas.

QUESTION 2

Citez les 3 parties qui composent l'encéphale.

QUESTION 3

Citez 2 facteurs métaboliques nécessaires à la formation, la croissance et la maturation de l'os.

QUESTION 4

Définissez la systole.

QUESTION 5

Citez les deux orifices de l'estomac en précisant avec quels éléments anatomiques ils font jonction.

■ **QUESTION 6**

Citez les signes cliniques de la réaction inflammatoire.

■ **QUESTION 7**

Pour la prescription médicamenteuse suivante, calculez pour une injection le volume à prélever et le débit de perfusion en mL/h. Vous poserez vos calculs.

- La prescription est de 80 mg de Flagyl® à administrer en IV sur 30 minutes.
- Présentation du produit : poche de 100 mL de solution injectable à 0,5 %.

■ **QUESTION 8**

Citez l'hormone sécrétée responsable du déclenchement des contractions utérines de l'accouchement.

■ **QUESTION 9**

Dans le cadre du décret du 29 juillet 2004, citez les catégories professionnelles avec lesquelles les infirmier(e)s travaillent en collaboration.

■ **QUESTION 10**

Citez quatre méthodes différentes de conservation des aliments.

CORRIGÉ

QCM

1. A	**11.** A, C, D	**21.** A, D, E	**31.** A, B, D
2. A	**12.** B, C, D	**22.** A, E	**32.** B, C, E
3. C	**13.** B, C, D	**23.** A, D	**33.** A, E
4. E	**14.** B, C	**24.** A, B, C	**34.** A, B, E
5. A	**15.** D, E	**25.** B, C, D	**35.** B, D
6. C	**16.** A, E	**26.** B, D	**36.** B, C, D, E
7. C	**17.** A, D, E	**27.** B, C, D	**37.** C, D, E
8. A, D, E	**18.** A, B, E	**28.** A, D, E	**38.** C, D, E
9. A, B, E	**19.** B, E	**29.** C, D	**39.** A, B, C
10. C, D, E	**20.** A, E	**30.** A, B	**40.** C, D, E

QROC

■ **QUESTION 1**

Les neurones.

QUESTION 2

- Tronc cérébral.
- Cervelet.
- Cerveau.

QUESTION 3

Calcium, phosphore, vitamine D.

QUESTION 4

Partie du cycle cardiaque pendant laquelle ont lieu la contraction et l'éjection des ventricules.

QUESTION 5

- Cardia et partie distale de l'œsophage.
- Pylore et duodénum.

QUESTION 6

Rougeur, chaleur, tuméfaction, douleur.

QUESTION 7

- 16 mL de produit.
- Débit : 32 mL/h.

QUESTION 8

L'ocytocine.

QUESTION 9

Auxiliaire de puériculture, aide-soignante, aide médico-psychologique.

QUESTION 10

- Froid : congélation, surgélation, réfrigération.
- Chaleur : stérilisation, appertisation, pasteurisation.
- Autres : sous vide, déshydratation, lyophilisation, ionisation.

CHAPITRE 4

Sujet corrigé : Lyon (2015)

QCM

20 questions à choix simple (une seule réponse possible)

1. La contre-indication majeure des pénicillines est :

- ☐ **A.** L'existence d'antécédents allergiques aux pénicillines
- ☐ **B.** L'insuffisance hépatique
- ☐ **C.** L'insuffisance cardiaque
- ☐ **D.** La grossesse
- ☐ **E.** L'insuffisance rénale

2. La prématurité est la naissance d'un enfant survenant avant X semaines d'aménorrhée révolues.

- ☐ **A.** X = 35
- ☐ **B.** X = 36
- ☐ **C.** X = 37
- ☐ **D.** X = 38
- ☐ **E.** X = 39

3. L'épistaxis désigne :

- ☐ **A.** Des saignements de nez
- ☐ **B.** Une lésion dermatologique d'origine fongique
- ☐ **C.** Un cartilage laryngé
- ☐ **D.** Une hyperventilation pulmonaire
- ☐ **E.** Une crise convulsive chez le jeune enfant

4. L'hormone qui régule la teneur en sodium de l'urine est :

- ☐ **A.** L'insuline
- ☐ **B.** L'adrénaline
- ☐ **C.** La rénine
- ☐ **D.** L'aldostérone
- ☐ **E.** Le cortisol

5. Les alvéoles pulmonaires :

- ☐ **A.** Sont en nombre égal chez le nouveau-né et l'adulte
- ☐ **B.** Sont le lieu des échanges gazeux
- ☐ **C.** Sont tapissées sur leur face externe par le surfactant
- ☐ **D.** Se ferment pendant l'expiration
- ☐ **E.** Sont anatomiquement « branchées » sur les bronches

6. Au niveau pulmonaire, on définit le processus d'oxygénation du sang par le terme suivant :

- ☐ **A.** Hémostase
- ☐ **B.** Hématose
- ☐ **C.** Hyperhémie
- ☐ **D.** Hémolyse
- ☐ **E.** Hypoxie

7. Les îlots de Langerhans sont situés dans :

- ☐ **A.** Le foie
- ☐ **B.** Les reins
- ☐ **C.** Le pancréas
- ☐ **D.** La rate
- ☐ **E.** Le poumon

8. Le patient peut directement accéder à son dossier médical depuis :

- ☐ **A.** Les ordonnances du 24 avril 1996
- ☐ **B.** La loi du 4 mars 2002
- ☐ **C.** Le décret du 16 février 1996
- ☐ **D.** La loi du 31 juillet 1991
- ☐ **E.** Le décret du 11 février 2001

9. Le placenta assure ces fonctions sauf une. Laquelle ?

- ☐ **A.** La nutrition
- ☐ **B.** Les échanges gazeux
- ☐ **C.** L'élimination
- ☐ **D.** La protection
- ☐ **E.** La nidation

10. La préparation et la pose d'un aérosol médicamenteux est un acte :

- ☐ **A.** Effectué en collaboration donc délégable
- ☐ **B.** Prescrit par un médecin
- ☐ **C.** Réalisé par un(e) auxiliaire de puériculture
- ☐ **D.** Effectué en présence d'un médecin
- ☐ **E.** Ne relevant pas d'une transmission sur le dossier de soins

11. Une ampoule de 20 mL de solution injectable de chlorure de sodium contient 4 g de NaCl. Combien doit-on prendre de mL de l'ampoule pour obtenir 1,5 g de NaCl ?

- ☐ **A.** 5 mL
- ☐ **B.** 7,5 mL
- ☐ **C.** 10 mL
- ☐ **D.** 12,5 mL
- ☐ **E.** 15 mL

12. 450 mL de sérum glucosé à 10 % apportent :

- ☐ **A.** 45 mg de glucose
- ☐ **B.** 450 mg de glucose
- ☐ **C.** 4,5 mg de glucose

☐ **D.** 45 g de glucose
☐ **E.** 450 g de glucose

13. Une maladie récessive autosomique atteint statistiquement :
☐ **A.** Un enfant sur deux du couple
☐ **B.** Tous les enfants du couple
☐ **C.** Un enfant sur quatre du couple
☐ **D.** Uniquement des enfants de sexe féminin
☐ **E.** Uniquement des enfants de sexe masculin

14. La réalisation du contrôle ultime prétransfusionnel (CPTU) est :
☐ **A.** Obligatoire avant toute transfusion de concentrés de globules rouges au lit du patient
☐ **B.** Obligatoire avant toute transfusion de plaquettes
☐ **C.** Obligatoire avant toute transfusion de plasma frais congelé
☐ **D.** Facultative avant toute transfusion de globules rouges compatibilisés en laboratoire
☐ **E.** Facultative pour les concentrés globulaires autologues

15. L'effet de la Ventoline® se traduit par une :
☐ **A.** Diminution de la tension artérielle
☐ **B.** Diminution de la fréquence respiratoire
☐ **C.** Augmentation de la tension artérielle
☐ **D.** Augmentation de la diurèse
☐ **E.** Augmentation de la fréquence respiratoire

16. Le saturnisme se définit par :
☐ **A.** La présence de fer dans l'organisme
☐ **B.** Une plombémie
☐ **C.** Une intoxication liée à des carences nutritionnelles
☐ **D.** Une infection due à l'insalubrité des logements
☐ **E.** Une intoxication essentiellement hépatique

17. La connexion auriculo-ventriculaire droite se fait par :
☐ **A.** La valve mitrale
☐ **B.** La valve tricuspide
☐ **C.** Le trou de Botal
☐ **D.** L'orifice aortique
☐ **E.** Les valvules sigmoïdes pulmonaires

18. L'appendice xiphoïde est situé au niveau :
☐ **A.** Des fosses nasales
☐ **B.** Du sphénoïde
☐ **C.** De l'ethmoïde
☐ **D.** De la clavicule
☐ **E.** Du sternum

19. Parmi les électrolytes suivants, lequel est essentiellement intracellulaire ?
☐ **A.** Le potassium
☐ **B.** Le chlore

- ☐ **C.** Le sodium
- ☐ **D.** Le magnésium
- ☐ **E.** Le calcium

20. Combien de NaCl est apporté par 350 mL de sérum salé isotonique ?

- ☐ **A.** 0,0315 g
- ☐ **B.** 0,315 g
- ☐ **C.** 3,15 g
- ☐ **D.** 31,5 g
- ☐ **E.** 315 g

▶ 20 questions à choix multiple (deux à cinq réponses possibles)

21. La prescription chez la personne âgée de plusieurs médicaments simultanément :

- ☐ **A.** Oblige à une réévaluation régulière de leur prescription
- ☐ **B.** Expose à des erreurs lors de la prise de ces médicaments
- ☐ **C.** Est propice à l'apparition d'interactions médicamenteuses
- ☐ **D.** Expose le patient aux risques iatrogènes
- ☐ **E.** Doit inciter le patient à limiter l'automédication

22. Les principales contre-indications de la majorité des AINS sont :

- ☐ **A.** L'hypertension artérielle
- ☐ **B.** Les troubles liés à l'anxiété
- ☐ **C.** La grossesse
- ☐ **D.** L'ulcère gastroduodénal
- ☐ **E.** L'insuffisance rénale

23. Parmi les liquides biologiques suivants, quels sont ceux dans lesquels la concentration virale peut être suffisamment élevée pour entraîner une contamination par le VIH ?

- ☐ **A.** Le sperme
- ☐ **B.** Les larmes
- ☐ **C.** La salive
- ☐ **D.** Le sang
- ☐ **E.** Les sécrétions vaginales

24. Le cartilage de conjugaison :

- ☐ **A.** Assure la croissance de l'os en longueur
- ☐ **B.** Permet la mobilité de l'articulation
- ☐ **C.** Persiste jusqu'à l'âge adulte
- ☐ **D.** Persiste jusqu'à la fin de la croissance
- ☐ **E.** Se transforme en tissu osseux au niveau de la diaphyse

25. Quels sont les risques liés à un traitement diurétique ?

- ☐ **A.** Hyponatrémie
- ☐ **B.** Hypokaliémie
- ☐ **C.** Hypertension

- ☐ **D.** Hypovolémie
- ☐ **E.** Hypocalcémie

26. La formule normale d'un caryotype humain comprend :
- ☐ **A.** 43 paires de chromosomes
- ☐ **B.** 42 paires de chromosomes + 1 paire de gonosomes
- ☐ **C.** 22 paires d'autosomes + 1 paire de gonosomes
- ☐ **D.** 46 chromosomes
- ☐ **E.** 44 chromosomes + 2 autosomes

27. Parmi les vaccinations citées, lesquelles ne sont pas obligatoires chez l'enfant ?
- ☐ **A.** Anticoquelucheuse
- ☐ **B.** Antituberculeuse
- ☐ **C.** Antipoliomyélitique
- ☐ **D.** Antitétanique
- ☐ **E.** Antidiphtérique

28. Sont des infections sexuellement transmissibles :
- ☐ **A.** L'hépatite B
- ☐ **B.** La syphilis
- ☐ **C.** La gonorrhée
- ☐ **D.** Le SIDA
- ☐ **E.** La toxoplasmose

29. Quelles sont les infections suivantes causées par une bactérie ?
- ☐ **A.** Varicelle
- ☐ **B.** Diphtérie
- ☐ **C.** Tuberculose
- ☐ **D.** Tétanos
- ☐ **E.** Oreillons

30. La vitamine K1 donnée aux nouveau-nés :
- ☐ **A.** Prévient le risque hémorragique
- ☐ **B.** Prévient le risque infectieux
- ☐ **C.** Prévient un futur rachitisme
- ☐ **D.** Est une vitamine liposoluble
- ☐ **E.** Est inutile lorsque l'enfant est allaité par sa mère

31. À propos de la grossesse :
- ☐ **A.** La surveillance en incombe exclusivement aux obstétriciens
- ☐ **B.** 7 examens prénataux sont obligatoires
- ☐ **C.** Le test VIH est obligatoire
- ☐ **D.** Les frais médicaux sont pris en charge à 100 % par la sécurité sociale à partir du 1er jour du 6e mois de grossesse
- ☐ **E.** Une grossesse menée à son terme dure 41 semaines d'aménorrhée révolue

32. À propos du secret professionnel :
- ☐ **A.** Il est applicable à tous les actes professionnels de l'infirmier(e)
- ☐ **B.** Il couvre le dossier de soins infirmiers

☐ **C.** Il est levé en cas de suspicion de sévices à personnes vulnérables

☐ **D.** Le manquement au secret professionnel est sanctionné par le Code du travail

☐ **E.** Le manquement au secret professionnel est sanctionné par le Code pénal

33. Parmi ces vaisseaux, quels sont ceux qui partent ou arrivent au cœur ?

☐ **A.** L'aorte

☐ **B.** L'artère pulmonaire

☐ **C.** La carotide

☐ **D.** Les veines pulmonaires

☐ **E.** La veine porte

34. Le canal artériel est :

☐ **A.** Une communication entre l'artère pulmonaire et la crosse de l'aorte

☐ **B.** Indispensable à la vie fœtale

☐ **C.** Un vaisseau du placenta

☐ **D.** Une communication entre les deux oreillettes

☐ **E.** La liaison vasculaire entre la mère et le fœtus

35. La toxoplasmose désigne :

☐ **A.** Une maladie infantile virale bénigne

☐ **B.** Une parasitose de l'être humain

☐ **C.** Une maladie infectieuse pouvant atteindre le fœtus

☐ **D.** Une pathologie transmise par les déjections des chats

☐ **E.** Une forme grave du paludisme

36. Les principales complications de la scarlatine sont :

☐ **A.** Une septicémie

☐ **B.** Une néphrite

☐ **C.** Un rhumatisme articulaire aigu

☐ **D.** Une insuffisance hépatique

☐ **E.** Une otite

37. L'hormone de croissance :

☐ **A.** Est sécrétée par la post-hypophyse

☐ **B.** Est sécrétée par l'antéhypophyse

☐ **C.** Est sécrétée au cours du sommeil profond

☐ **D.** Est sécrétée au cours du sommeil paradoxal

☐ **E.** A une action sur la croissance

38. Dans le corps humain, l'énergie est stockée sous forme de :

☐ **A.** Glycogène

☐ **B.** Amidon

☐ **C.** Glucose

☐ **D.** Cholestérol

☐ **E.** Triglycérides

39. À propos du CLIN (Comité de lutte contre les infections nosocomiales) :

☐ **A.** Le directeur de l'hôpital est président du CLIN

☐ **B.** Le CLIN doit se réunir obligatoirement 6 fois dans l'année

☐ **C.** Le CLIN doit être consulté lors de la construction de nouveaux locaux de soins
☐ **D.** Les usagers doivent être représentés lors des réunions annuelles
☐ **E.** L'instauration des comités de lutte contre les infections nosocomiales est obligatoire

40. La vitamine D :
☐ **A.** Favorise l'absorption intestinale du calcium
☐ **B.** Permet la minéralisation correcte du squelette
☐ **C.** Renforce les défenses immunitaires
☐ **D.** Ne peut pas être associée à d'autres vitamines
☐ **E.** Combat le scorbut

QROC

QUESTION 1

Vous vous occupez de Claire, 15 mois, qui vient d'être admise en service de pédiatrie pour hyperthermie à 40° ce jour.

a. Énumérez les moyens à mettre en place pour lutter contre l'hyperthermie avant l'arrivée du médecin.

b. Citez les deux conséquences graves de l'hyperthermie.

QUESTION 2

a. Que signifie le sigle IMC dans le cadre de la prévention de l'obésité ?

b. Donnez la formule de calcul avec les unités.

QUESTION 3

Vous préparez une perfusion dans laquelle vous devez mettre :
- 3 g de chlorure de sodium (NaCl) ;
- 3 g de chlorure de calcium (CaCl).

Les ampoules dont vous disposez sont :
- NaCl = 20 mL à 20 % ;
- CaCl = 20 mL à 10 %.

Précisez combien de mL de chaque produit doivent être prélevés. Argumentez votre réponse par vos calculs.

QUESTION 4

Citez six mesures d'hygiène standard mises en place dans les services hospitaliers pour prévenir et lutter contre les risques d'infections nosocomiales ou infections associées aux soins.

QUESTION 5

Rose, 12 ans, est traitée pour une rhinite allergique, par 12 mg/jour de Dimégan® sirop en 4 prises par jour. Vous disposez d'un flacon de 125 mL de sirop à 0,04 % et de 2 cuillères-mesures, une de 2,5 mL et l'autre de 5 mL.

a. Combien de cuillères-mesures administrez-vous par prise ?

b. Indiquez le type de cuillère-mesure utilisé.

c. Faites une proposition de planification horaire du traitement.

QUESTION 6

Citez les signes cliniques d'hypoxie chez l'adulte.

QUESTION 7

Citez les modes de contamination de l'hépatite B.

QUESTION 8

Expliquez en quoi consistent l'immunité active et l'immunité passive. Donnez un exemple pour chaque type d'immunité.

QUESTION 9

Citez les éléments de surveillance d'une contention plâtrée en lien avec le rôle propre de l'infirmier(e).

QUESTION 10

Quels sont les rôles du cortex cérébral et du cervelet ?

CORRIGÉ

QCM

1. A	**11.** B	**21.** A, B, C, D, E	**31.** B, D, E
2. C	**12.** D	**22.** C, D, E	**32.** A, B, C, E
3. A	**13.** C	**23.** A, D, E	**33.** A, B, D
4. D	**14.** A	**24.** A, D, E	**34.** A, B
5. B	**15.** B	**25.** A, B, D	**35.** B, C, D
6. B	**16.** B	**26.** C, D	**36.** B, C
7. C	**17.** B	**27.** A, B	**37.** B, C, E
8. B	**18.** E	**28.** A, B, C, D	**38.** A, E
9. E	**19.** A	**29.** B, C, D	**39.** C, E
10. B	**20.** C	**30.** A, D	**40.** A, B, C

QROC

QUESTION 1

a. Moyens :
- déshabiller l'enfant ;
- donner à boire souvent ;
- vérifier la température de la chambre.

b. Conséquences :
- la déshydratation ;
- les convulsions.

QUESTION 2

a. IMC : Indice de masse corporelle.
b. IMC = poids (kg)/taille^2 (m)

QUESTION 3

- NaCl : 1 ampoule = 20 × 20/100 = 4 g

Pour 3 g :
20 mL = 4 g
10 mL = 2 g
5 mL = 1 g
Donc 3 g = 15 mL = ¾ de l'ampoule

- CaCl : 1 ampoule = 10 × 20/100 = 2 g

Pour 3 g :
20 mL = 2 g
10 mL = 1 g
Donc 3 g = 30 mL = 1 ampoule et demie

QUESTION 4

- Le lavage des mains.
- Le respect des mesures d'isolement (septique ou protecteur).
- Le regroupement des soins.
- La réalisation des soins invasifs (prélèvements, voie veineuse centrale, etc.) en respectant une asepsie rigoureuse.
- L'utilisation de matériel à usage unique ou à patient unique.
- L'utilisation d'unidose.
- La mise en place de procédures de traçabilité (dispositifs médicaux, solutions antiseptiques).
- La mise en place de contrôles systématiques (eau, air, surface, audit des pratiques, etc.).

QUESTION 5

Concentration : 0,04 %, soit 0,04 g pour 100 mL, soit 40 mg pour 100 mL.
Calculer la dose par prise : 12 mg/4 prises = 3 mg.
Calculer le volume de sirop correspondant à 3 mg :
40 mg – 100 mL
3 mg – x mL
$x = 3 \times 100/40 = 3 \times (10 \times 10)/40 \times 10 = 3 \times 10/4 = 7{,}5$ mL
a. Volume de sirop par prise : 7,5 mL.
b. Nombre de cuillères par prise : 1 cuillère-mesure de 5 mL et une cuillère-mesure de 2,5 mL.
c. Planification : 8 h/12 h/16 h/20 h.

QUESTION 6

- Cyanose.
- Tachycardie.
- Tachypnée.
- Tirage intercostal.
- Battements des ailes du nez.

QUESTION 7

- Transmission sexuelle.
- Transmission par le sang contaminé.
- Piqûre accidentelle ou injection avec du matériel contaminé.
- Par les excrétas : selles, urines, salive, larmes contaminées.

QUESTION 8

- L'immunité active est acquise quand l'organisme fabrique des anticorps en réponse à un antigène (personne vaccinée, exposée à un antigène, ayant la maladie).
- L'immunité passive représente l'acquisition d'anticorps maternels par le fœtus ou le nouveau-né, ou l'introduction artificielle d'anticorps spécifiques par l'injection de sérum (injection de gammaglobulines).

QUESTION 9

Surveillance du membre plâtré :

- chaleur locale : le membre doit rester à une température normale ;
- couleur : surveiller l'apparition d'une cyanose ;
- douleur : surveillance régulière ;
- odeur : plaie ou escarre sous le plâtre ;
- surveillance des extrémités : mobilité volontaire, sensibilité ?
- fourmillement : normalement absent ;
- œdème : surélever le plâtre.

QUESTION 10

- Le cortex cérébral est le centre des mouvements volontaires, il commande les autres centres nerveux.
- Le cervelet est le centre de la coordination des mouvements réflexes et volontaires. Il assure l'équilibre du corps.

CHAPITRE 5

Sujet corrigé : Rennes (2015)

QCM

1. Les pédicules pulmonaires correspondent à :

- ☐ **A.** La jonction des artères et des veines pulmonaires
- ☐ **B.** La jonction des bronches souches et des bronchioles
- ☐ **C.** La jonction des bronchioles et des canaux alvéolaires
- ☐ **D.** La jonction des trachées et des bronches
- ☐ **E.** La cloison interlobulaire

2. Un seul de ces muscles intervient lors de l'inspiration physiologique :

- ☐ **A.** Le muscle grand dorsal
- ☐ **B.** Le diaphragme
- ☐ **C.** Le muscle deltoïde
- ☐ **D.** Les muscles intercostaux internes
- ☐ **E.** Les muscles abdominaux

3. Le muscle de l'accommodation du cristallin est :

- ☐ **A.** Le muscle aqueux
- ☐ **B.** Le muscle ciliaire
- ☐ **C.** Le muscle grand optique
- ☐ **D.** Le muscle sympathique
- ☐ **E.** Le muscle pupillaire

4. La période d'incubation pour les oreillons est de :

- ☐ **A.** 4 jours
- ☐ **B.** 7 jours
- ☐ **C.** 14 jours
- ☐ **D.** 21 jours
- ☐ **E.** 30 jours

5. Parmi ces structures de santé publique, quelle est celle dont le rôle est d'avertir de toute urgence les pouvoirs publics quand une situation sanitaire critique se déclare ?

- ☐ **A.** Le Haut comité de santé publique
- ☐ **B.** L'Agence française de sécurité sanitaire des aliments
- ☐ **C.** L'Agence de sécurité sanitaire des produits de santé
- ☐ **D.** Les Observatoires régionaux de la santé
- ☐ **E.** L'Institut de veille sanitaire

6. Le régime d'un patient traité par corticoïdes a les caractéristiques suivantes sauf une, laquelle ?

- ☐ **A.** Riche en protides
- ☐ **B.** Riche en calcium
- ☐ **C.** Pauvre en glucides
- ☐ **D.** Pauvre en sodium
- ☐ **E.** Pauvre en potassium

7. Un désinfectant est un produit chimique capable de :

- ☐ **A.** Diminuer le nombre de germes présents sur des milieux inertes
- ☐ **B.** Diminuer le nombre de germes présents sur une surface vivante
- ☐ **C.** Détruire définitivement tous les germes en surface
- ☐ **D.** Détruire les germes existant à la surface d'un organisme vivant
- ☐ **E.** Décoller les souillures et dissoudre les composants graisseux

8. Le LCR est sécrété par :

- ☐ **A.** L'arachnoïde
- ☐ **B.** Les granulations de Pacchioni
- ☐ **C.** Les cellules de Langerhans
- ☐ **D.** La pie-mère
- ☐ **E.** Les plexus choroïdes

9. Le groupe sanguin AB réagit :

- ☐ **A.** À l'agglutinine anti-A seule
- ☐ **B.** À l'agglutinine anti-B seule
- ☐ **C.** À aucune agglutinine
- ☐ **D.** Aux agglutinines anti-A et anti-B
- ☐ **E.** À l'agglutinine anti-D seule

10. L'enzyme de conversion transformant l'angiotensinogène I en angiotensinogène II est sécrétée par :

- ☐ **A.** Le poumon
- ☐ **B.** Le foie
- ☐ **C.** Le rein
- ☐ **D.** L'oreillette gauche
- ☐ **E.** La rate

11. La capacité résiduelle fonctionnelle comprend :

- ☐ **A.** Le volume de réserve inspiratoire et le volume courant
- ☐ **B.** Le volume de réserve expiratoire et le volume courant
- ☐ **C.** Le volume de réserve inspiratoire, le volume courant et le volume de réserve expiratoire
- ☐ **D.** Le volume résiduel et le volume de réserve expiratoire
- ☐ **E.** Le volume courant, le volume résiduel et le volume de réserve expiratoire

12. L'organe de l'équilibre est :

- ☐ **A.** La fenêtre ovale
- ☐ **B.** Le vestibule
- ☐ **C.** La cochlée

- ☐ **D.** Les organes de Corti
- ☐ **E.** Le limaçon

13. Qu'appelle-t-on action synergique de deux médicaments A et B ?

- ☐ **A.** Le médicament A neutralise l'action du médicament B
- ☐ **B.** Les effets des médicaments A et B s'additionnent
- ☐ **C.** Un médicament neutralise un des effets de l'autre médicament
- ☐ **D.** Il y a potentialisation de l'effet toxique d'un médicament
- ☐ **E.** Les effets obtenus des médicaments A et B sont supérieurs à la somme des effets du médicament A et du médicament B

14. La recherche d'agglutinines irrégulières consiste à rechercher une agglutination en mettant en contact :

- ☐ **A.** Le sang total du receveur avec celui de donneurs connus
- ☐ **B.** Le plasma du donneur avec un panel de globules rouges connus
- ☐ **C.** Les globules rouges du donneur avec un panel d'anticorps connus
- ☐ **D.** Les globules rouges du receveur avec un panel d'anticorps connus
- ☐ **E.** Le plasma du receveur avec un panel de globules rouges connus

15. L'expression des caractères déterminés par les gènes s'appelle :

- ☐ **A.** Le locus
- ☐ **B.** Le caryotype
- ☐ **C.** Le génotype
- ☐ **D.** Le phénotype
- ☐ **E.** L'haplotype

16. Le patient peut accéder à son dossier médical depuis :

- ☐ **A.** Les ordonnances du 24 avril 1996
- ☐ **B.** La loi du 4 mars 2002
- ☐ **C.** Le décret du 16 février 1996
- ☐ **D.** La loi du 31 juillet 1991
- ☐ **E.** Le décret du 11 février 2001

17. Une ampoule de 20 mL de solution injectable de chlorure de sodium contient 4 g de NaCl. Combien de mL de l'ampoule doit-on prélever pour obtenir 1,5 g de NaCl ?

- ☐ **A.** 5 mL
- ☐ **B.** 7,5 mL
- ☐ **C.** 10 mL
- ☐ **D.** 12,5 mL
- ☐ **E.** 15 mL

18. Le congé légal post-natal d'une femme primipare en France est de :

- ☐ **A.** 4 semaines
- ☐ **B.** 6 semaines
- ☐ **C.** 8 semaines
- ☐ **D.** 10 semaines
- ☐ **E.** 12 semaines

19. La préparation et la pose d'un aérosol médicamenteux est un acte :

☐ **A.** Effectué en collaboration
☐ **B.** Effectué en présence d'un médecin
☐ **C.** Ne relevant pas d'une transmission sur le dossier patient
☐ **D.** Prescrit par un médecin
☐ **E.** Délégable à un aide-soignant

20. La mortalité infantile se définit :

☐ **A.** De 28 semaines d'aménorrhée à 8 jours de vie
☐ **B.** De 28 semaines d'aménorrhée à un an
☐ **C.** Les 8 premiers jours de vie
☐ **D.** De la naissance à 28 jours de vie
☐ **E.** De la naissance à un an

21. Une femme vectrice de l'hémophilie :

☐ **A.** A tous ses enfants hémophiles
☐ **B.** A tous ses fils hémophiles
☐ **C.** N'a aucun de ses enfants hémophiles
☐ **D.** Aucune de ses affirmations n'est exacte

22. L'Observatoire régional de la santé est un organisme permettant de :

☐ **A.** Définir la politique sanitaire régionale
☐ **B.** Améliorer la connaissance des besoins de santé de la population
☐ **C.** Contrôler les établissements de santé
☐ **D.** Organiser l'offre de soins sur le territoire
☐ **E.** Organiser les examens et concours des carrières sanitaires et sociales

23. La parathormone intervient dans la régulation de :

☐ **A.** La glycémie
☐ **B.** La volémie
☐ **C.** La kaliémie
☐ **D.** La calcémie
☐ **E.** La natrémie

24. Dans le système nerveux central, le centre de l'éveil se situe au niveau :

☐ **A.** Du cortex moteur
☐ **B.** Du cortex sensitif
☐ **C.** De la moelle épinière
☐ **D.** Du cervelet
☐ **E.** Du tronc cérébral

25. La prévention tertiaire permet de :

☐ **A.** Dépister les handicaps
☐ **B.** Prévenir les maladies
☐ **C.** Dépister les facteurs de risque
☐ **D.** Traiter les maladies
☐ **E.** Contribuer à la réinsertion professionnelle

• **26.** L'acide chlorhydrique a pour rôle dans l'estomac :
- ☐ **A.** De stériliser le chyme gastrique
- ☐ **B.** D'activer le pepsinogène en pepsine
- ☐ **C.** D'attaquer le collagène des éléments protidiques
- ☐ **D.** De réduire le fer ferrique en fer ferreux
- ☐ **E.** D'abaisser le pH gastrique jusqu'à 1

27. Les digitaliques :
- ☐ **A.** Stimulent le système nerveux central
- ☐ **B.** Possèdent une action vasodilatatrice sur les coronaires
- ☐ **C.** Régularisent les battements cardiaques
- ☐ **D.** Renforcent la contraction du cœur
- ☐ **E.** Régularisent la tension artérielle

28. Une stimulation du système parasympathique entraîne potentiellement :
- ☐ **A.** Une tachycardie
- ☐ **B.** Une hypersudation
- ☐ **C.** Un myosis
- ☐ **D.** Un relâchement des sphincters
- ☐ **E.** Un bronchospasme

29. Parmi les fautes citées, celles qui engagent la responsabilité pénale de l'infirmier(e) sont :
- ☐ **A.** Le trafic de stupéfiants
- ☐ **B.** L'euthanasie active
- ☐ **C.** Le défaut de surveillance d'un travail délégué
- ☐ **D.** La violation du secret professionnel
- ☐ **E.** L'absence de traçabilité d'un événement indésirable

30. Les règles de la pharmacovigilance s'appliquent :
- ☐ **A.** Au signalement d'effets indésirables
- ☐ **B.** À l'enregistrement, l'évaluation et l'exploitation de ces informations
- ☐ **C.** À la réglementation des substances vénéneuses
- ☐ **D.** À la réalisation d'études sur la sécurité d'emploi des médicaments
- ☐ **E.** Aux médicaments dérivés du sang

31. L'immunité active est acquise lorsqu'un individu :
- ☐ **A.** A contracté la maladie
- ☐ **B.** A été vacciné
- ☐ **C.** A reçu une sérothérapie
- ☐ **D.** A reçu des gammaglobulines
- ☐ **E.** A été exposé à un antigène

32. Il existe des vaccins pour se protéger contre :
- ☐ **A.** Les oreillons
- ☐ **B.** La varicelle
- ☐ **C.** La scarlatine
- ☐ **D.** L'hépatite B
- ☐ **E.** La typhoïde

33. La thyroïde :

☐ **A.** Intervient sur le métabolisme de base
☐ **B.** Influe sur la croissance staturale
☐ **C.** Fixe électivement l'iode
☐ **D.** Sécrète la thyréostimuline hormone
☐ **E.** Est une glande endocrine

34. Le cycle ovarien se décompose de la façon suivante :

☐ **A.** Du 1er au 14e jour, maturation folliculaire
☐ **B.** Du 1er au 14e jour, sécrétion de progestérone
☐ **C.** 14e jour, ovulation
☐ **D.** Du 14e au 28e jour, transformation du follicule en corps jaune
☐ **E.** Du 15e au 28e jour, sécrétion d'œstrogènes

35. Les principaux indicateurs de la démographie sont :

☐ **A.** Le taux de natalité
☐ **B.** Le taux de fécondité
☐ **C.** Le taux de décès
☐ **D.** Le nombre annuel de mariages
☐ **E.** La pyramide des âges

36. Le foie a pour fonction :

☐ **A.** Stockage du glycogène
☐ **B.** Élimination de substances toxiques
☐ **C.** Stockage du fer
☐ **D.** Sécrétion de lipase
☐ **E.** Stockage de certaines vitamines

37. Parmi les différentes méthodes de contraception chimique locale, on trouve :

☐ **A.** L'ovule contraceptif
☐ **B.** L'implant contraceptif
☐ **C.** Le stérilet
☐ **D.** Le tampon contraceptif
☐ **E.** Le préservatif féminin

38. Lors d'un soin de plaie aiguë :

☐ **A.** L'application d'antiseptique retarde le processus de cicatrisation
☐ **B.** L'application d'antiseptique ne peut pas être prescrite lors d'une surinfection locale
☐ **C.** La première étape indispensable est le nettoyage au savon
☐ **D.** Le nettoyage au savon doit être suivi d'un rinçage au sérum physiologique et d'un séchage par tamponnement avec compresse stérile
☐ **E.** Si des signes d'infection sont manifestes (rougeur, chaleur, douleur, induration, fièvre), une antibiothérapie générale est prescrite par le médecin

39. La prévention du cancer du col de l'utérus chez la femme :

☐ **A.** Comprend la vaccination et le dépistage
☐ **B.** Doit être réalisée chez un médecin gynécologique ou une sage-femme
☐ **C.** Le dépistage se réalise par un frottis cervico-utérin tous les 3 ans chez le médecin traitant, le gynécologue ou la sage-femme

☐ **D.** Est une recommandation de santé publique
☐ **E.** Est recommandée par dépistage chez toutes les femmes de 25 à 65 ans, même vaccinées

40. Dans le travail en collaboration, l'infirmier(e) peut confier à sa collègue aide-soignante :
☐ **A.** La traçabilité des soins effectués par celle-ci
☐ **B.** Le premier lever au fauteuil après intervention chirurgicale
☐ **C.** L'aide à la prise médicamenteuse orale
☐ **D.** La préparation et l'administration d'un aérosol
☐ **E.** L'aide à l'alimentation

QROC

QUESTION 1

Vous devez injecter 150 microgrammes de Narcan® à un patient en intraveineux direct. Vous disposez d'une ampoule de Narcan® de 1 mL contenant 0,4 mg. Quelle dilution proposez-vous et combien de mL injectez-vous ?

QUESTION 2

Infirmier(e) en colonie de vacances, vous prenez en charge un enfant diabétique insulino-dépendant.
Pour chacune des deux situations suivantes, nommez le type d'incident et décrivez la conduite à tenir :
a. Après une course à pied, l'enfant présente un malaise général avec pâleur et sueur.
b. À l'analyse d'urines à la bandelette, vous retrouvez une cétonurie avec glycosurie.

QUESTION 3

Que signifie la « traçabilité » ? Donnez un exemple en lien avec votre pratique professionnelle

QUESTION 4

Mme G, 30 ans, est arrivée ce matin pour interruption médicale de grossesse (20 semaines d'aménorrhée). Décrivez et argumentez vos actions pour la prise en soin de cette patiente de l'arrivée au retour de la salle de réveil.

QUESTION 5

La prescription médicale est la suivante :
Perfusion glucosé 5 % : 2 litres pour 24 heures, 4 g de chlorure de sodium (ampoule de 20 mL à 10 %) et 2 g de chlorure de potassium (ampoule de 10 mL à 10 %) par litre.
Calculez le débit de la perfusion (en goutte/minute et en mL/heure) de sérum glucosé 5 % en incluant les électrolytes et en faisant apparaître votre raisonnement mathématique.

QUESTION 6

Expliquez la différence entre un lavage antiseptique et un lavage simple.

QUESTION 7

Vous êtes infirmier(e) en hématologie et vous devez transfuser ce jour un concentré plaquettaire à Mme V, hospitalisée pour leucémie.
Mme V a déjà reçu plusieurs concentrés plaquettaires depuis le début de sa maladie.
Comment allez-vous procéder lors de la réception du produit dans le service ?

QUESTION 8

Un isolement précautions complémentaires type « contact » est prescrit par le médecin pour un patient porteur d'un pyocyanique BMR.
Que mettez-vous en œuvre ?

CORRIGÉ

QCM

1. A	**11.** D	**21.** D	**31.** A, B, E
2. B	**12.** B	**22.** B	**32.** A, B, D, E
3. B	**13.** E	**23.** D	**33.** A, B, E
4. D	**14.** E	**24.** D	**34.** A, C, D
5. E	**15.** D	**25.** E	**35.** A, B, C, E
6. E	**16.** B	**26.** A, B, C, D, E	**36.** A, B, C, E
7. A	**17.** B	**27.** C, D	**37.** A, D
8. E	**18.** D	**28.** C, D, E	**38.** A, C, D, E
9. D	**19.** D	**29.** A, B, C, D	**39.** A, C, D, E
10. A	**20.** E	**30.** A, B, D, E	**40.** A, C, E

QROC

QUESTION 1

- 1 mg = 1 000 µg.
- Dilution de l'ampoule dans 4 mL d'eau pour préparation injectable, soit 100 µg par mL.
- Injection de 1,5 mL = 150 µg.

QUESTION 2

a. Hypoglycémie :

- si possible, analyse de la glycémie ;
- et administration de sucres rapides et lents par voie orale.

b. Hyperglycémie :

- analyse de la glycémie ;
- injection d'insuline rapide et contrôle de l'efficacité jusqu'à disparition de la cétonurie en référence aux prescriptions médicales du carnet de surveillance ;
- renseigner le carnet de surveillance.

QUESTION 3

- Le fait de suivre le trajet emprunté par un produit depuis son lieu d'origine jusqu'à sa consommation.
- Le fait de tracer l'ensemble des activités de soins réalisées auprès du patient (diagramme de soins, transmissions ciblées, etc.).

QUESTION 4

- Mettre en sécurité :
  - prendre connaissance du dossier avant de rencontrer la patiente ;
  - accueillir (quelqu'un l'accompagne ?), installer dans une chambre seule ;
  - évaluer son état psychologique (anxiété, peur, repli, etc.) ;
  - évaluer les besoins en informations (ce qu'elle sait, réponse aux questions nouvelles) en regard du geste (AG/expulsion).
- Préparer le passage au bloc opératoire :
  - examens de la consultation ;
  - organisation de l'accueil au bloc ;
  - préparation cutanée ?
  - contrôle des règles préopératoires (identitovigilance, prémédication, à jeun, etc.).
- Organiser les suites (retour dans la chambre) :
  - accueil et installation (transmissions du bloc sur le déroulement du geste) ;
  - surveillance postopératoire (évaluation de la douleur, neurologique, hémodynamique, perfusions, prescriptions antalgiques, signes hémorragiques, etc.) ;
  - évaluer son état psychologique postopératoire.

Les actions portent essentiellement sur :

- l'état psychologique ;
- l'hémodynamique (risque saignements) ;
- la douleur.

QUESTION 5

- Ampoule chlorure NaCl 20 mL à 10 % = 10 g/100 mL = 20 mL × 10 g/100 mL = 2 g de produit actif.

Dans chaque litre = 2 ampoules ou 40 mL de chlorure de NaCl.

- Ampoule chlorure KCl 10 mL à 10 % = 10 g/100 mL = 10 mL × 10 g/100 mL = 1 g de produit actif.

Dans chaque litre = 2 ampoules ou 20 mL de chlorure de KCl.

- Débit de la perfusion :

Volume total à perfuser toutes les 24 heures (12 × 60 minutes = 1 440 minutes)
1000 mL + 40 mL NaCl + 20 mL KCl = 1 060 mL sur 12 h, soit 2 120 mL/24 h.
1 mL = 20 gouttes.

2120 × 20/1 440 = 29,44 soit 29 gouttes par minute par défaut ou 30 gouttes par minute par excès ou 88,33 mL/heure.

QUESTION 6

- Le lavage simple permet essentiellement d'éliminer les souillures et de réduire le nombre de bactéries.
- Le lavage antiseptique permet d'éliminer la totalité de la flore bactérienne.

QUESTION 7

- Dès réception, vérifier la concordance du produit avec le bordereau de livraison et la prescription médicale.
- Vérifier que le produit est bien destiné à Mme V.
- S'assurer de l'intégrité de la poche, de la date de péremption.
- Noter l'heure d'arrivée du produit et les conditions d'acheminement (boîte isotherme).
- Conserver les plaquettes à température ambiante.
- Transfuser le produit dès réception après avoir vérifié l'identité de Mme V au lit du patient et les éventuelles prescriptions médicales nécessaires avant le passage des plaquettes.

QUESTION 8

Mise en œuvre de la procédure spécifique validée par l'établissement avec :

- information du patient, du personnel soignant et des visiteurs ;
- signalisation sur la porte ;
- SHA à disposition dans la chambre pour désinfection en entrant et en sortant de la chambre, et pour le patient ;
- tablier ou surblouse à UU pour tout soignant avant contact proche avec le patient ou l'environnement, à évacuer après utilisation ;
- port de gants uniquement si contact avec liquide biologique ;
- procédure habituelle pour vaisselle, circuit linge (pas de sac spécifique) et déchets (pas de sac DASRI), pas de stock dans la chambre.

CHAPITRE

6 Sujet corrigé : Strasbourg (2015)

QROC

QUESTION 1

Le médecin vient de diagnostiquer un diabète à Patrick, qui a 8 ans. Sa tante de 65 ans vient tout juste d'apprendre qu'elle a le même diagnostic. Patrick n'arrive pas à comprendre pourquoi il a besoin d'injections d'insuline pour traiter son diabète, alors que sa tante corrige sa glycémie avec un régime alimentaire et un médicament qu'elle prend par voie orale.
En vous appuyant sur vos connaissances en physiopathologie, expliquez en quoi le traitement de Patrick est différent de celui de sa tante.

QUESTION 2

Madame Dupond a 35 ans. Le chirurgien lui a recommandé de subir une hystérectomie totale pour des raisons médicales. Elle s'inquiète, parce qu'elle pense que l'intervention fera d'elle une femme ménopausée.

a. Définissez succinctement l'hystérectomie totale.
b. Énoncez la réponse que vous apportez à Madame Dupond, en mobilisant vos connaissances en anatomie et en physiologie.

QUESTION 3

Infirmier(e) en réanimation, on vous annonce l'arrivée d'un patient polytraumatisé par le SMUR. Il est précisé que le patient présente un traumatisme thoracique, avec suspicion de rupture de l'isthme de l'aorte. Le médecin prescrit les prélèvements sanguins suivants à l'arrivée du patient :
- groupe RH et recherche des agglutinines irrégulières (RAI) ;
- numération globulaire, hémoglobine, hématocrite ;
- ionogramme sanguin ;
- crase sanguine.

Argumentez l'intérêt de chacun des prélèvements sanguins prescrits.

QUESTION 4

La circulaire du 2 mars 2006 relative aux droits des personnes hospitalisées comporte une charte de la personne hospitalisée. Cette charte précise que « l'information donnée au patient doit être accessible et loyale (...) ».

Comment comprenez-vous ce principe ? Développez succinctement ce qu'il implique dans la pratique soignante.

QUESTION 5

Madame Muller doit suivre un traitement par Préviscan® (antivitamine K) pendant une période de six mois. Elle vous pose deux questions. Pour chacune des questions posées, apportez des réponses précises et détaillées à Madame Muller :

a. Le médecin a inscrit sur mon carnet de surveillance mon *International Normalized Ratio* (INR) « cible ». Si le résultat de mon INR est supérieur à mon INR « cible », quel est le risque que j'encours et pourquoi ?
b. Pourquoi est-il conseillé de prendre le Préviscan® le soir ?

QUESTION 6

Infirmier(e), vous commandez un concentré érythrocytaire standard au centre de transfusion sanguine.

a. Nommez les informations que vous devez retrouver sur l'ordonnance.
b. Nommez les principes à respecter pour la fiabilité du résultat du groupe sanguin.

QUESTION 7

Monsieur T est hospitalisé pour une péritonite. Il présente par ailleurs une hypotension artérielle importante. Le médecin prescrit : vancomycine® (antibiotique), 3 g par 24 heures, à passer en continu en seringue électrique.
Vous disposez de :
– vancomycine : flacon de poudre de 1 g à reconstituer avec de l'eau pour préparation injectable (EPPI) ;
– EPPI : ampoules de 10 mL ;
– seringue de vancomycine : vous devez réaliser une seringue de 48 mL.

a. Calculez le nombre de flacons de vancomycine nécessaires.

b. Décrivez comment vous allez préparer la seringue contenant la vancomycine.
c. Calculez le débit (mL/h).

QUESTION 8

Une personne téléphone dans le service et vous demande des nouvelles d'une patiente hospitalisée. Elle se présente et dit être sa fille.
Indiquez la réponse que vous donnez. Argumentez.

QUESTION 9

Nommez les précautions standards que l'infirmier(e) doit respecter pour prévenir les risques liés à une piqûre par aiguille souillée.

QUESTION 10

Vous allez effectuer une aide à la toilette chez un patient porteur d'une sonde urinaire.

Citez les actions de soins et de surveillance relatives à la sonde et à l'ensemble du dispositif urinaire afin de prévenir et de dépister toute infection.

QCM

Questions à choix simple

1. Un érythrocyte placé dans une solution hypotonique subit :

☐ **A.** Une hémolyse
☐ **B.** Une crénelure
☐ **C.** Un état d'équilibre
☐ **D.** Une diminution de la pression osmotique
☐ **E.** Un rétrécissement

2. Parmi les affirmations suivantes, repérez celle qui est fausse. L'hypercapnie :

☐ **A.** Se traduit par une cyanose
☐ **B.** S'évalue par une gazométrie sanguine
☐ **C.** Provoque une agitation
☐ **D.** Amène une hypersudation
☐ **E.** Est une élévation de la pression partielle du gaz carbonique dans le sang

3. Une cellule qui subit une mitose parcourt différentes étapes. Indiquez la réponse juste.

☐ **A.** Interphase, métaphase, prophase, cytocinèse
☐ **B.** Interphase, prophase, cytocinèse, télophase
☐ **C.** Anaphase, métaphase, prophase, télophase
☐ **D.** Anaphase, métaphase, prophase, cytocinèse
☐ **E.** Prophase, métaphase, anaphase, télophase

4. Parmi les énoncés suivants à propos du cancer, repérez celui qui est faux.

☐ **A.** Une tumeur bénigne n'est pas cancéreuse
☐ **B.** Lorsqu'une excroissance cancéreuse exerce une pression sur les nerfs, de la douleur est ressentie
☐ **C.** L'angiogenèse est la propagation de cellules cancéreuses à d'autres parties du corps
☐ **D.** Les rayons ultraviolets sont carcinogènes
☐ **E.** Le cancer est la mitose anarchique de cellules anormales

5. Le stade oral est caractérisé par :

☐ **A.** Le développement de la parole
☐ **B.** La maîtrise des muscles striés
☐ **C.** L'investissement libidinal de la bouche
☐ **D.** L'efficacité de l'allaitement
☐ **E.** Le développement de la succion

6. Parmi les énoncés suivants à propos des glandes sudoripares, repérez celui qui est faux.

☐ **A.** Elles sont plus nombreuses dans la paume des mains et la plante des pieds
☐ **B.** Elles contribuent à la thermorégulation

☐ **C.** Elles produisent une sécrétion visqueuse
☐ **D.** Elles fonctionnent tout au long de la vie
☐ **E.** Elles se terminent dans les pores à la surface de la peau

7. Les glandes lacrymales produisent ...., qui se drainent dans ....

Dans ce texte à trous, indiquez la réponse juste parmi les propositions ci-dessous :

☐ **A.** Les larmes ; le segment antérieur
☐ **B.** Les larmes ; la cavité nasale
☐ **C.** L'humeur aqueuse ; la chambre antérieure
☐ **D.** L'humeur aqueuse ; le segment antérieur
☐ **E.** L'humeur aqueuse ; le sinus veineux de la sclère

8. Votre voisin, âgé de 45 ans, a récemment commencé à avoir des difficultés à lire son journal du matin. Vous lui expliquez que c'est ce qu'on appelle ...., et qui est due à ....

Dans ce texte à trous, indiquez la réponse juste parmi les propositions ci-dessous :

☐ **A.** La myopie ; l'incapacité des yeux à focaliser correctement la lumière sur la rétine
☐ **B.** La cécité nocturne ; une insuffisance en vitamine A
☐ **C.** La vision binoculaire ; la focalisation des yeux sur deux objets différents
☐ **D.** L'astigmatisme ; une courbure irrégulière du cristallin
☐ **E.** La presbytie ; la perte de l'élasticité du cristallin

9. L'utérus est le siège de toutes ces fonctions sauf une. Laquelle ?

☐ **A.** La menstruation
☐ **B.** L'implantation d'un ovule fécondé
☐ **C.** L'ovulation
☐ **D.** L'accouchement
☐ **E.** Le développement du fœtus

10. Parmi les structures suivantes, repérez celle qui constitue le siège de l'échange des nutriments et des déchets entre la mère et le fœtus.

☐ **A.** L'amnios
☐ **B.** L'ombilic
☐ **C.** Le chorion
☐ **D.** Le placenta
☐ **E.** La zone pellucide

11. Parmi les pourcentages proposés ci-dessous, repérez celui qui correspond au pourcentage d'oxygène dans l'air ambiant.

☐ **A.** 18 %
☐ **B.** 21 %
☐ **C.** 24 %
☐ **D.** 27 %
☐ **E.** 30 %

12. Classez les éléments suivants dans l'ordre du trajet que suivent les aliments dans le gros intestin et cochez la lettre correspondante :
1. Côlon sigmoïde ; 2. Côlon transverse ; 3. Côlon ascendant ; 4. Rectum ; 5. Cæcum ; 6. Côlon descendant.

☐ **A.** 1 3 2 6 5 4
☐ **B.** 5 1 6 2 3 4
☐ **C.** 4 1 6 2 3 5
☐ **D.** 2 3 5 6 4 1
☐ **E.** 5 3 2 6 1 4

13. Comment nomme-t-on l'intervalle entre la naissance du bébé et l'expulsion du placenta de l'utérus pendant l'accouchement ?

☐ **A.** La parturition
☐ **B.** La délivrance
☐ **C.** La dilatation
☐ **D.** L'expulsion
☐ **E.** Le post-partum

14. Pour produire de la vitamine D, les cellules de la peau ont besoin d'être exposées :

☐ **A.** À du calcium et du phosphore
☐ **B.** Au rayonnement ultraviolet
☐ **C.** À la chaleur
☐ **D.** À la pression
☐ **E.** À la kératine

15. Parmi les fonctions suivantes assurées par la peau, indiquez celle qui n'est pas assurée par elle.

☐ **A.** La production de calcium
☐ **B.** La synthèse de la vitamine D
☐ **C.** La protection
☐ **D.** Les sensations
☐ **E.** La thermorégulation

Questions à compléments groupés

Cochez la réponse correcte :
– A : si les compléments 1, 2 et 3 sont exacts ;
– B : si les compléments 1 et 3 sont exacts ;
– C : si les compléments 2 et 4 sont exacts ;
– D : si le complément 4 est exact ;
– E : si les compléments 1, 2, 3, 4 sont exacts.

16. La protection maternelle et infantile comporte les actions suivantes :

1. Les bilans de santé en école maternelle
2. Les examens de surveillance de la grossesse
3. Les consultations de nourrissons
4. L'agrément des assistantes maternelles

☐ **A** ☐ **B** ☐ **C** ☐ **D** ☐ **E**

17. Parmi les maladies nommées ci-dessous, repérez celles qui sont dues à un virus.

1. Rougeole
2. Oreillons
3. Varicelle
4. Diphtérie
5. Coqueluche

☐ **A** ☐ **B** ☐ **C** ☐ **D** ☐ **E**

18. Parmi les germes ci-dessous, repérez ceux qui sont transmissibles par gouttelettes.

1. Le virus de la grippe
2. Le méningocoque
3. Le bacille de Koch
4. La *listeria*
5. Le staphylocoque

☐ **A** ☐ **B** ☐ **C** ☐ **D** ☐ **E**

19. La sérothérapie :

1. Fonctionne comme un vaccin
2. Consiste à introduire dans l'organisme des anticorps
3. Consiste à introduire dans l'organisme des antigènes
4. Est passive
5. Nécessite la présence obligatoire d'un médecin pendant l'injection

☐ **A** ☐ **B** ☐ **C** ☐ **D** ☐ **E**

20. La pilule du lendemain :

1. Empêche ou retarde l'ovulation
2. Présente une action antinidatoire
3. Doit être prise dans un délai maximum de 24 h
4. Doit être prise dans un délai maximum de 72 h
5. Doit être prise dans un délai maximum de 48 h

☐ **A** ☐ **B** ☐ **C** ☐ **D** ☐ **E**

21. Le plomb :

1. Est responsable d'atteintes du système nerveux central
2. Est un poison cumulatif capable d'être stocké dans l'organisme
3. A été quasiment éliminé des émissions d'origine automobile
4. Entrait pour une large part dans la composition des peintures

☐ **A** ☐ **B** ☐ **C** ☐ **D** ☐ **E**

22. À propos de la recherche d'agglutinines irrégulières (RAI) :

1. Une RAI doit être réalisée avant une transfusion de globules rouges si un délai de 72 heures s'est écoulé depuis la dernière RAI
2. Une RAI est nécessaire avant toute transfusion de concentrés de globules rouges
3. Une RAI permet le dépistage des incompatibilités fœto-maternelles

4. Une RAI est nécessaire avant toute transfusion de plaquettes ou de plasma frais congelé

5. Une RAI est inutile si la dernière date de moins de trois mois et si le patient n'a pas été transfusé

☐ **A** ☐ **B** ☐ **C** ☐ **D** ☐ **E**

23. Repérez les maladies à déclaration obligatoire.

1. La rougeole

2. La tuberculose

3. La diphtérie

4. La gale

5. La varicelle

☐ **A** ☐ **B** ☐ **C** ☐ **D** ☐ **E**

24. Le délai légal à ne pas dépasser en France pour pratiquer une interruption volontaire de grossesse (IVG) instrumentale est :

1. 12 semaines d'aménorrhée

2. 12 semaines de grossesse

3. 10 semaines de grossesse

4. 14 semaines d'aménorrhée

☐ **A** ☐ **B** ☐ **C** ☐ **D** ☐ **E**

25. Les testicules sont situés dans le scrotum :

1. Parce qu'ils doivent être séparés des autres organes pour éviter l'infertilité

2. Parce que le scrotum fournit les hormones nécessaires à la maturation des spermatozoïdes

3. Parce que les spermatozoïdes ne peuvent pas survivre sans les nutriments fournis par le scrotum

4. Parce que la production et la survie des spermatozoïdes exigent une température inférieure à la normale du corps

☐ **A** ☐ **B** ☐ **C** ☐ **D** ☐ **E**

26. À propos des vaccins :

1. « Être à jour des vaccins », c'est avoir reçu les vaccins obligatoires en fonction de son âge et avec le bon nombre d'injections

2. Si mes vaccins ne sont pas « à jour », il suffit de reprendre la vaccination au stade où elle a été interrompue

3. Le vaccin de l'hépatite B peut être réalisé dès le 2e mois de vie

4. Le vaccin contre la tuberculose peut être réalisé dès la naissance

☐ **A** ☐ **B** ☐ **C** ☐ **D** ☐ **E**

27. Le pancréas :

1. Est une glande endocrine

2. Est une glande exocrine

3. Joue un rôle dans la régulation de la glycémie

4. Produit les hormones telles que les lipases, les amylases et la trypsine

☐ **A** ☐ **B** ☐ **C** ☐ **D** ☐ **E**

28. Les éléments du score de Glasgow sont :

1. L'ouverture des yeux
2. La réponse verbale
3. La réponse motrice à une stimulation douloureuse
4. La coloration des téguments

☐ **A** ☐ **B** ☐ **C** ☐ **D** ☐ **E**

Questions de type association

Associez à chaque chiffre une lettre.

29. Associez les éléments suivants.

A. Valve située entre l'oreillette gauche et le ventricule gauche	**1.** Valve aortique
B. Valve située entre l'oreillette droite et le ventricule droit	**2.** Oreillette droite
C. Cavité qui pompe le sang vers les poumons	**3.** Oreillette gauche
D. Cavité qui pompe le sang dans l'aorte	**4.** Valve auriculo-ventriculaire gauche (valve mitrale)
E. Cavité qui reçoit le sang oxygéné des poumons	**5.** Valve pulmonaire
F. Cavité qui reçoit le sang désoxygéné du corps	**6.** Ventricule droit
G. Valve située entre le ventricule gauche et l'aorte	**7.** Ventricule gauche
H. Valve située entre le ventricule droit et le tronc pulmonaire	**8.** Valve auriculo-ventriculaire droite (valve tricuspide)

30. Dans les situations suivantes, associez à l'événement décrit le chiffre 1 si la fréquence cardiaque augmente ou le chiffre 2 si la fréquence cardiaque diminue.

A. Diminution de la pression artérielle lors d'un choc hémorragique
B. Fièvre
C. Libération d'adrénaline
D. Exercice intense
E. Peur, colère, stress
F. Diminution de la température corporelle
G. Quantité excessive d'hormones thyroïdiennes

31. Associez à chaque type de tissu sa description.

A. Emmagasine les lipides	**1.** Tissu osseux
B. Compose les disques intervertébraux	**2.** Tissu musculaire lisse
C. Emmagasine la moelle osseuse rouge ; protège et soutient les organes	**3.** Cartilage fibreux
D. Se trouve dans les parois des organes creux	**4.** Tissu adipeux

32. Associez chaque os à sa forme.

A. Humérus	**1.** Os plat
B. Os du carpe	**2.** Os irrégulier
C. Vertèbre	**3.** Os long
D. Sternum	**4.** Os court

33. Associez à chaque type de cellule sa durée de vie.

A. Hématies **B.** Granulocytes **C.** Plaquettes	**1.** De 3 à 4 jours **2.** 60 jours **3.** 10 jours

34. Associez à chaque médicament son antidote.

A. Insuline **B.** Morphine **C.** Antivitamine K **D.** Héparine	**1.** Naloxone **2.** Glucagon **3.** Sulfate de protamine **4.** Vitamine K1

35. Associez les éléments suivants.

A. Diabète insipide **B.** Diabète **C.** Myxœdème **D.** Maladie de Cushing **E.** Maladie d'Addison **F.** Tétanie	**1.** Hypersécrétion de glucocorticoïdes **2.** Hyposécrétion de l'hormone antidiurétique **3.** Hyposécrétion d'insuline **4.** Hyposécrétion de la parathormone **5.** Hyposécrétion des hormones thyroïdiennes **6.** Hyposécrétion de glucocorticoïdes

36. Associez chaque terme à sa définition.

A. Atrophie **B.** Hyperplasie **C.** Dysplasie **D.** Hypertrophie	**1.** Augmentation du volume de l'organe **2.** Augmentation du nombre des cellules **3.** Diminution de volume des organes **4.** Changement de la taille et de la forme des cellules

37. Associez chaque terme à la définition correspondante.

A. Infection bactérienne **B.** Bactérie commensale **C.** Bactérie pathogène **D.** Bactérie saprophyte **E.** Bactérie pathogène opportuniste	**1.** Bactérie vivant dans les cavités naturelles de l'organisme humain, sur la peau, non pathogène pour l'homme **2.** Envahissement d'un organisme par une bactérie **3.** Bactérie se développant dans le milieu extérieur **4.** Bactérie provoquant une infection bactérienne chez la personne immunodéprimée **5.** Bactérie provoquant une infection bactérienne

38. Associez chaque terme à la définition correspondante.

A. Antisepsie **B.** Désinfection **C.** Asepsie **D.** Stérilisation	**1.** Opération au résultat momentané permettant d'éliminer (bactériostatique) ou de tuer (bactéricide) tous les micro-organismes et/ou de désactiver certains virus portés par des tissus vivants **2.** Élimination de tout germe microbien **3.** Absence de germes microbiens susceptibles d'entraîner l'apparition d'une infection **4.** Opération au résultat momentané permettant d'éliminer ou de tuer des micro-organismes et/ou d'inactiver les virus indésirables portés par les milieux inertes contaminés

39. Associez chaque système à sa fonction.

A. Transporte l'oxygène, les nutriments et le dioxyde de carbone **B.** Assure la dégradation des aliments et l'absorption des nutriments **C.** Contribue aux mouvements du corps, à la posture et à la production de chaleur **D.** Assure la régulation des activités de l'organisme en libérant des hormones **E.** Soutient et protège l'organisme **F.** Élimine les déchets, contribue à la régulation du volume et de la composition chimique du sang **G.** Protège l'organisme, détecte les sensations et contribue à la régulation de la température	**1.** Système urinaire **2.** Système digestif **3.** Système endocrinien **4.** Système tégumentaire **5.** Système musculaire **6.** Système squelettique **7.** Système cardiovasculaire

40. Associez les éléments suivants.

A. Substance qui stimule la sécrétion initiale d'œstrogènes par les follicules ovariens en développement **B.** Substance qui stimule l'ovulation **C.** Substances qui stimulent la croissance, le développement et le maintien du système génital de la femme **D.** Substance qui agit de concert avec les œstrogènes pour préparer l'utérus à l'implantation d'un ovule fécondé	**1.** Hormone lutéinisante (LH) **2.** Progestérone **3.** Hormone folliculostimulante (FSH) **4.** Œstrogènes

CORRIGÉ

QROC

QUESTION 1

- Patrick est atteint d'un **diabète de type I** causé par la destruction des cellules bêta du pancréas. Il doit avoir recours à des injections d'insuline pour remplacer l'hormone que son **pancréas est incapable de sécréter et sans laquelle il ne peut métaboliser le glucose**.
- Sa tante souffre d'un **diabète de type II**. **Elle produit encore de l'insuline**, mais la sensibilité de ses cellules à cette hormone a diminué. La glycémie est élevée, car le glucose entre plus difficilement dans les cellules. Toutefois, **elle peut corriger sa glycémie en suivant un régime alimentaire, en faisant de l'exercice, en perdant du poids et en prenant un médicament antidiabétique**.

QUESTION 2

a. Définition : une hystérectomie totale consiste en l'ablation chirurgicale du corps et du col de l'utérus.
b. Réponse : ce sont les ovaires, et non pas l'utérus, qui produisent les œstrogènes et la progestérone ; la patiente ne sera donc pas ménopausée parce que les ovaires ne seront pas enlevés.

QUESTION 3

Intérêt des prélèvements sanguins :

- Groupe RH et recherche des RAI : en vue d'une éventuelle transfusion.
- Numération globulaire, hémoglobine, hématocrite : pour évaluer les pertes sanguines.
- Ionogramme sanguin : pour évaluer les désordres hydro-électrolytiques et les éventuelles pathologies associées.
- Crase sanguine : recherche de troubles de la coagulation.

QUESTION 4

- Accessible : langage compréhensible, adapté (en fonction de l'âge, de l'origine socioculturelle, du niveau de compréhension, etc.).
- Loyale :
  - ne pas mentir (= ne veut pas dire « tout dire ») ;
  - honnêteté.

Ce qu'implique ce principe pour le soignant :

- être informé soi-même, ce qui nécessite une politique de soins commune (= transmissions) dans une équipe ;
- savoir en quels termes le patient a été informé par le médecin : cohérence entre professionnels ;
- l'information doit être donnée dans le cadre du champ de responsabilité de l'infirmier ;

- faire preuve de discernement : quelle information ? quand ? où ? à qui ? patient ? personne de confiance ?
- s'adresser au patient avec tact.

QUESTION 5

a. Risque hémorragique. L'INR évalue l'action du Préviscan® sur la « fluidité du sang » : si INR > INR cible, anticoagulation excessive.
b. La prise le soir permet de réaliser **une surveillance de l'INR le matin**. Le résultat pourra donc **être communiqué au médecin qui réajustera** la dose de Préviscan® à prendre le soir.

QUESTION 6

a. L'ordonnance doit comporter :
- l'identification complète et lisible du receveur (nom, prénom, date de naissance, sexe) ;
- le nom et la signature du médecin prescripteur ;
- le service demandeur, la date de la prescription ;
- le type, le nombre et la qualification des produits (groupe Rhésus, irradiés, CMV, etc.) ;
- la date et l'heure prévues de la transfusion.

b. Il faut deux résultats de groupe ABO-Rh standard prélevés à des moments différents, par deux personnes différentes.

QUESTION 7

a. Seringue de vancomycine, nombre de flacons nécessaires :
1 flacon ⇔ 1 g
X ⇔ 3 g
$X = (3 \times 1)/1 = 3$
Il faut 3 flacons de vancomycine.
b.
- Dissoudre la poudre de chaque flacon avec l'EPPI.
- Prélever à chaque fois la dilution obtenue et au final compléter la seringue jusqu'à 48 mL.

c. Le débit :
48 mL ⇔ 24 h
X ⇔ 1 h
$X = 48/24 = 2$ mL/h.

QUESTION 8

- Art. 226–13 du Code pénal. L'infirmier est tenu au **secret professionnel**.
- **Suggérer de rendre visite à la patiente** : donner les heures de visite et, si elle insiste, passer la communication au médecin.

QUESTION 9

- Ne pas recapuchonner une aiguille souillée.
- Jeter directement l'aiguille souillée dans un container spécial pour objets coupants, tranchants.

- Porter des gants.
- Être vacciné contre l'hépatite B.

QUESTION 10

Afin de prévenir et dépister toute infection urinaire :

- surveillance des urines : odeur, volume, aspect ;
- surveillance du dispositif :
  - absence de coudure, traction, compression, fuites, etc.,
  - pas de rupture du système clos (sinon changement de la sonde à demeure) ;
- réalisation d'une toilette génito-urinaire rigoureuse au savon doux ;
- hygiène des mains rigoureuse lors de toute manipulation du dispositif ;
- utilisation de gants à usage unique.

QCM

1. A	**8.** E	**15.** A	**22.** A
2. A	**9.** C	**16.** E	**23.** A
3. E	**10.** D	**17.** A	**24.** C
4. C	**11.** B	**18.** A	**25.** D
5. C	**12.** E	**19.** C	**26.** E
6. C	**13.** B	**20.** C	**27.** A
7. B	**14.** B	**21.** E	**28.** A

29. A4, B8, C6, D7, E3, F2, G1, H5
30. A1, B1, C1, D1, E1, F2, G1
31. A4, B3, C1, D2
32. A3, B4, C2, D1
33. A2, B3, C1
34. A2, B1, C4, D3
35. A2, B3, C5, D1, E6, F4
36. A3, B2, C4, D1
37. A2, B1, C5, D3, E4
38. A1, B4, C3, D2
39. A7, B2, C5, D3, E6, F1, G4
40. A3, B1, C4, D2

CHAPITRE

7 Sujet corrigé : Clermont-Ferrand (2014)

QCM À CHOIX SIMPLE OU À CHOIX MULTIPLE

1. Les facteurs de risque d'une grossesse extra-utérine sont :
- ☐ **A.** Antécédent de salpingite
- ☐ **B.** Antécédent de grossesse extra-utérine
- ☐ **C.** Antécédent de césarienne
- ☐ **D.** Antécédent d'interruption volontaire de grossesse
- ☐ **E.** Intoxication tabagique

2. Au cours du cycle menstruel, la phase lutéale se caractérise par :
- ☐ **A.** La transformation de la thèque folliculaire en corps jaune
- ☐ **B.** L'abaissement de la température corporelle de 0,3 °C à 0,6 °C
- ☐ **C.** La sécrétion hormonale de progestérone
- ☐ **D.** Une glaire cervicale liquide, abondante, alcaline, favorable à la progression des spermatozoïdes
- ☐ **E.** Un endomètre très vascularisé, chargé en glycogène

3. Les corticoïdes ont une action :
- ☐ **A.** Hypolipidémiante
- ☐ **B.** Qui favorise la fuite hydrosodée
- ☐ **C.** Qui accélère la croissance chez l'enfant
- ☐ **D.** Qui augmente le catabolisme protidique
- ☐ **E.** Qui inhibe l'effet de l'acide chlorhydrique de l'estomac

4. La gale :
- ☐ **A.** Est une maladie à déclaration obligatoire
- ☐ **B.** Est due à un parasite nommé sarcopte
- ☐ **C.** Ne provoque pas de prurit
- ☐ **D.** Se transmet dans 95 % des cas par contact cutané
- ☐ **E.** Dans sa forme commune, épargne le visage

5. L'enfant :
- ☐ **A.** À 2 mois, attrape volontairement les objets
- ☐ **B.** À 5 mois, tient assis
- ☐ **C.** À 9 mois, commence à ramper
- ☐ **D.** À 2 ans, reconnaît son image dans le miroir
- ☐ **E.** À 2 mois, présente le réflexe de la marche automatique

6. L'un de ces effets ne peut être attribué au Valium® :

☐ **A.** Sédatif
☐ **B.** Anxiolytique
☐ **C.** Myorelaxant
☐ **D.** Anticonvulsivant
☐ **E.** Antidépresseur

7. De quelle autorité administrative dépend le service de protection maternelle et infantile ?

☐ **A.** Du Conseil général
☐ **B.** De la mairie
☐ **C.** Du Conseil régional
☐ **D.** De la préfecture
☐ **E.** Du ministère de la Santé et des Affaires sociales

8. La puberté se caractérise par :

☐ **A.** L'apparition de la pilosité pubienne
☐ **B.** L'apparition des premières règles
☐ **C.** L'augmentation du taux des gonadotrophines
☐ **D.** La diminution de la masse graisseuse
☐ **E.** La déminéralisation du squelette

9. Le sommeil paradoxal permet :

☐ **A.** La récupération de la fatigue physique
☐ **B.** La maturation du cerveau
☐ **C.** La mémorisation
☐ **D.** La sécrétion de l'hormone de croissance
☐ **E.** Le rêve

10. L'influx nerveux :

☐ **A.** Peut être initié par la stimulation de terminaisons nerveuses sensitives
☐ **B.** Est généré par une différence de potentiel de part et d'autre de la membrane de la cellule nerveuse
☐ **C.** Se propage dans plusieurs directions le long du neurone
☐ **D.** Se propage plus rapidement dans les neurones myélinisés que dans les neurones non myélinisés
☐ **E.** Se propage d'autant plus rapidement que le diamètre du neurone est grand

11. Le service de protection maternelle et infantile a pour mission d'autoriser et de contrôler le fonctionnement des structures suivantes :

☐ **A.** Multi-accueils
☐ **B.** Services de maternité
☐ **C.** Centres de loisirs sans hébergement pour les enfants de moins de six ans
☐ **D.** Écoles maternelles
☐ **E.** Maisons d'assistantes maternelles

12. L'accompagnement et le suivi de la femme enceinte comprennent :

☐ **A.** La proposition d'un entretien prénatal précoce au 4e mois de grossesse
☐ **B.** Un lien systématique avec le service de protection maternelle et infantile par l'intermédiaire de l'avis de grossesse

☐ **C.** La surveillance de la tension artérielle
☐ **D.** La surveillance de l'albuminurie
☐ **E.** La surveillance du taux de cholestérol sanguin

13. Parmi les soins suivants, quels sont ceux qui peuvent, sous la responsabilité de l'infirmier(e), être réalisés par l'aide-soignant(e) ou l'auxiliaire de puériculture ?
☐ **A.** Toilette uro-génitale chez un patient porteur d'une sonde urinaire
☐ **B.** Aérosol médicamenteux
☐ **C.** Toilette périnéale non stérile
☐ **D.** Lavement évacuateur
☐ **E.** Examen d'urine par bandelette réactive

14. Le liquide céphalorachidien normal contient :
☐ **A.** Du chlorure de sodium
☐ **B.** Des protéines
☐ **C.** Des lipides
☐ **D.** Du glucose
☐ **E.** Du potassium

15. À propos de l'accident avec exposition au sang (AES), quelles sont les propositions exactes ?
☐ **A.** Un AES peut se définir par un contact percutané avec un produit biologique
☐ **B.** Un AES peut se définir par un contact sur une peau saine avec du sang
☐ **C.** Lors d'un AES, le risque de transmission d'agents infectieux ne concerne pas les champignons ni les parasites
☐ **D.** Lors d'un AES, le risque de transmission de l'agent infectieux ne dépend pas du temps de contact avant les premiers soins
☐ **E.** Lors d'un AES, le risque est augmenté en cas de piqûre profonde.

16. La méthode qui consiste à rechercher sur les globules rouges d'un sujet les anticorps qui les détruisent s'appelle :
☐ **A.** Test de Coombs
☐ **B.** Réaction de Beth-Vincent
☐ **C.** Recherche d'agglutinines irrégulières
☐ **D.** Immuno-électrophorèse
☐ **E.** Contre-immuno-électrophorèse

17. L'oreille moyenne comporte les éléments anatomiques suivants :
☐ **A.** La chaîne des osselets : malléus, incus, stapes
☐ **B.** La membrane tympanique
☐ **C.** L'organe de Corti
☐ **D.** La trompe d'Eustache reliant la caisse du tympan au rhinopharynx
☐ **E.** Les canaux semi-circulaires

18. Le dioxyde de carbone, déchet du métabolisme :
☐ **A.** Entraîne une diminution de la ventilation pulmonaire si en excès dans le sang artériel

☐ **B.** Est transporté par les globules rouges sous forme de carboxyhémoglobine
☐ **C.** Représente environ 15 % de l'air expiré
☐ **D.** Est transporté dans le plasma sous forme d'ion bicarbonate (HCO_3^-)
☐ **E.** Est exhalé par les poumons

19. Concernant la douleur, quelles sont les propositions exactes ?
☐ **A.** La douleur provoquée par les soins est une douleur aiguë par excès de nociception
☐ **B.** L'évaluation de la douleur chez le patient hospitalisé est une obligation légale
☐ **C.** Le méopa (mélange équimolaire d'oxygène et de protoxyde d'azote) ne peut être utilisé que si le patient est à jeun
☐ **D.** Le nouveau-né a une perception moindre de la douleur du fait de son immaturité
☐ **E.** L'application de pommade EMLA est contre-indiquée sur les muqueuses.

20. Les principales missions de la loi HPST (Hôpital-Patient-Santé-Territoire) de juillet 2009 concernent :
☐ **A.** L'accès aux soins
☐ **B.** La prévention et la santé publique
☐ **C.** La tarification à l'activité
☐ **D.** L'organisation des hôpitaux en pôles d'activité
☐ **E.** L'organisation en territoires de santé

21. Au cours de la rougeole, lequel de ces signes cliniques n'est pas présent ?
☐ **A.** Un catarrhe oculo-nasal
☐ **B.** Une fièvre à 39°
☐ **C.** Des vésicules
☐ **D.** Un signe de Koplik
☐ **E.** Un énanthème

22. Le cadre législatif concernant l'interruption volontaire de grossesse en France prévoit les dispositions suivantes :
☐ **A.** Le délai légal de l'IVG est fixé à 14 semaines d'aménorrhée
☐ **B.** Pour les mineures, le consentement d'un des titulaires de l'autorité parentale est obligatoire
☐ **C.** Pour une interruption médicamenteuse à domicile, la femme peut s'adresser à son médecin généraliste
☐ **D.** Tout médecin peut refuser de pratiquer une interruption volontaire de grossesse, mais doit orienter la femme vers un centre agréé
☐ **E.** La femme doit confirmer oralement sa demande d'IVG lors de la 2e consultation médicale.

23. Les critères diagnostiques en faveur d'un traumatisme crânien infligé par secouement, chez un nourrisson de moins de 12 mois, sont :
☐ **A.** Des hémorragies intracrâniennes
☐ **B.** Un hématome facial
☐ **C.** Une hémorragie rétinienne

☐ **D.** Une fracture du crâne
☐ **E.** Une histoire clinique incompatible avec l'âge de l'enfant

24. Parmi les propositions suivantes concernant le liquide amniotique, quelles sont celles qui sont exactes ?
☐ **A.** Il est produit par le placenta exclusivement
☐ **B.** Il est indispensable au développement pulmonaire fœtal
☐ **C.** Il est en quantité insuffisante en cas d'hydramnios
☐ **D.** Il contient de l'urine fœtale
☐ **E.** Il contient des cellules cutanées fœtales

25. Concernant le développement physique de l'enfant, quelles sont les affirmations exactes ?
☐ **A.** À 4 ans, un enfant mesure environ un mètre
☐ **B.** Le développement physique est déterminé génétiquement
☐ **C.** Le poids de naissance d'un enfant est triplé à 18 mois
☐ **D.** Le développement physique n'est pas influencé par le milieu environnemental
☐ **E.** L'âge osseux est un examen radiographique qui permet l'évaluation de la maturation du squelette

26. Le contexte actuel du système de santé en France est caractérisé par :
☐ **A.** Le vieillissement de la population
☐ **B.** Une forte augmentation des maladies chroniques
☐ **C.** Une nette régression du nombre d'enfants en surpoids
☐ **D.** Une diminution très notable du nombre de naissances
☐ **E.** Une désertification médicale dans certaines zones géographiques

27. La fontanelle antérieure est délimitée par les os du crâne suivants :
☐ **A.** Le frontal
☐ **B.** L'occipital
☐ **C.** Les temporaux
☐ **D.** Les pariétaux
☐ **E.** Le mastoïde

28. Concernant la communication, quelles sont les affirmations exactes ?
☐ **A.** L'existence d'un *feed-back* entre les acteurs différencie une situation de communication d'une situation d'information
☐ **B.** Les représentations sociales n'influencent pas la communication
☐ **C.** Le soutien empathique a pour objectif de favoriser tout au long de l'entretien l'expression de l'autre
☐ **D.** Le double codage est le fait de donner une information sous une forme verbale et visuelle
☐ **E.** Les canaux non verbaux véhiculent 30 % de l'information

29. Le purpura est :
☐ **A.** Une phlyctène
☐ **B.** Un signe clinique nécessitant une consultation médicale rapide
☐ **C.** Une microhémorragie
☐ **D.** Une vésicule
☐ **E.** Une papule qui s'efface à la pression

30. Concernant les protéines, le métabolisme des protéines fait intervenir les mécanismes suivants :

☐ **A.** La digestion permet le fractionnement des protéines alimentaires en acides aminés

☐ **B.** Les acides aminés essentiels sont synthétisés par l'organisme

☐ **C.** Les acides aminés sont constitutifs des anticorps

☐ **D.** La partie azotée des acides aminés est excrétée sous forme d'urée par les reins

☐ **E.** Les acides aminés ne sont jamais utilisés par l'organisme sous forme de molécules combustibles, même quand les autres sources d'énergie sont basses (jeûne, famine, etc.).

31. Concernant l'appareil respiratoire :

☐ **A.** Le poumon droit possède trois scissures

☐ **B.** Le surfactant sécrété par les pneumocytes empêche le collapsus alvéolaire pendant l'expiration

☐ **C.** Les muscles expiratoires n'interviennent que dans l'expiration forcée

☐ **D.** Les deux poumons sont séparés par un espace appelé médiastin

☐ **E.** La capacité résiduelle fonctionnelle est le volume pulmonaire en fin d'expiration normale

32. Les lipides sont des nutriments qui permettent :

☐ **A.** La constitution de la membrane cellulaire

☐ **B.** La constitution des gaines de myéline

☐ **C.** La satiété

☐ **D.** L'apport d'acides aminés essentiels

☐ **E.** Le transport et le stockage des vitamines B et C

33. Concernant le fonctionnement du cœur :

☐ **A.** La pression systolique est plus élevée dans le ventricule gauche que dans le ventricule droit

☐ **B.** La pression diastolique est égale dans le ventricule gauche et dans l'aorte

☐ **C.** Le début de la diastole coïncide avec la fermeture des valvules sigmoïdes

☐ **D.** Le système nerveux sympathique accélère la fréquence cardiaque

☐ **E.** Le faisceau de His assure la transmission de l'excitation cardiaque dans la paroi des oreillettes

34. L'Agence régionale de santé (ARS) :

☐ **A.** Est chargée de définir et d'appliquer la politique régionale de santé

☐ **B.** Permet de mettre en lien tous les acteurs intervenants dans l'organisation des activités de soins

☐ **C.** Ne gère pas la question du financement des activités de soins

☐ **D.** Est compétente dans le domaine de la promotion de la santé et de la prévention

☐ **E.** Est placée sous la tutelle du ministère des Affaires sociales et de la Santé.

35. Le canal artériel :

☐ **A.** Fait communiquer les deux oreillettes
☐ **B.** Relie l'artère pulmonaire à l'aorte
☐ **C.** Peut demeurer perméable chez certains nouveau-nés
☐ **D.** Fait communiquer les deux ventricules
☐ **E.** Peut se fermer spontanément à la naissance

36. Concernant ces affirmations en santé publique, lesquelles sont exactes ?

☐ **A.** La population n'est pas impliquée dans une action de santé communautaire

☐ **B.** La prévention secondaire a pour objectif de réduire la gravité d'une maladie et sa durée d'évolution

☐ **C.** Les facteurs socio-économiques comme l'habitat, l'urbanisation, l'aménagement rural constituent des déterminants de santé

☐ **D.** Dans la conduite d'une action d'éducation pour la santé, une des premières étapes consiste en l'identification d'un problème, risque ou besoin

☐ **E.** La prévention primaire désigne l'ensemble des soins palliatifs

37. Les immunoglobulines responsables des manifestations allergiques lors de la rencontre d'un antigène spécifique sont :

☐ **A.** Les IgA
☐ **B.** Les IgD
☐ **C.** Les IgE
☐ **D.** Les IgG
☐ **E.** Les IgM

38. Parmi les propositions suivantes concernant l'appareil digestif, lesquelles sont exactes ?

☐ **A.** La contraction péristaltique de l'antre pylorique expulse le chyme dans le duodénum

☐ **B.** Le mucus contenu dans le suc gastrique protège la paroi gastrique de l'action corrosive de l'acide chlorhydrique

☐ **C.** L'œsophage est situé dans le plan médian du thorax en avant de la trachée
☐ **D.** Une entérocolite est une inflammation de la muqueuse rectale
☐ **E.** Les vitamines traversent la paroi intestinale sans transformation

39. La vitamine K :

☐ **A.** Est synthétisée au niveau de la peau
☐ **B.** Peut être synthétisée par le nouveau-né
☐ **C.** Est synthétisée dans le côlon par des bactéries intestinales
☐ **D.** Est présente dans les légumes verts à feuilles
☐ **E.** Est essentielle à la synthèse de la prothrombine

40. Concernant les situations d'enfant en risque de danger, quelles sont les affirmations exactes ?

☐ **A.** Le service d'Aide sociale à l'enfance du Conseil général est destinataire des alertes administratives

☐ **B.** Les professionnels de protection maternelle et infantile participent à l'évaluation des situations de danger

☐ **C.** Tout professionnel a le devoir d'alerter sans délai

☐ **D.** Les bénévoles intervenant dans un cadre associatif ne sont pas obligés d'alerter

☐ **E.** La notion de danger pour l'enfant concerne uniquement sa santé physique

QROC

Infirmier(e) dans un service d'urgences pédiatriques, vous accueillez un adolescent, Rémi, âgé de 14 ans, accompagné par les pompiers.

Il a été pris en charge pour accident de la voie publique en scooter ayant entraîné un traumatisme crânien avec perte de connaissance initiale dans un contexte d'intoxication éthylique aiguë.

À l'arrivée dans le service, Rémi est conscient et agité. Il présente des vomissements et dit qu'il a froid.

Son taux d'alcoolémie est de 2 g/L.

Les parents viennent d'être prévenus téléphoniquement et vont arriver dans le service.

QUESTION 1 (4 POINTS)

Citez quatre conséquences physiques de l'intoxication éthylique aiguë.

QUESTION 2 (5 POINTS)

Dans le cadre de votre exercice professionnel infirmier, citez les éléments de surveillance clinique et paraclinique pour cet adolescent en lien avec son traumatisme crânien et son intoxication éthylique aiguë.

QUESTION 3 (1,5 POINT)

Citez les trois critères évalués par le score de Glasgow.

QUESTION 4 (1,5 POINT)

Définissez en quelques lignes le phénomène de « *binge drinking* » ou « ivresse expresse » qui concerne depuis quelques années les adolescents européens.

QUESTION 5 (5 POINTS)

Explicitez les caractéristiques psychologiques et comportementales liées à la phase de l'adolescence qui peuvent induire cette conduite d'intoxication éthylique aiguë.

Pour toutes les questions 6, 7, 8, 9, faites apparaître votre raisonnement. Les résultats sont attendus à 2 chiffres après la virgule.

QUESTION 6 (4 POINTS)

Un nouveau-né est admis aux urgences pédiatriques pour convulsions.

L'enfant est traité par Dilantin® (Phénytoïne).

Le Dilantin® se présente de la façon suivante : 5 mL contiennent 250 mg.

Pour son administration, le Dilantin® est à diluer avec du sérum physiologique de la façon suivante : la seringue contient 3 mL de Dilantin® + sérum physiologique QSP (quantité suffisante pour) 15 mL.

Quelle est la concentration de Dilantin® dans la solution finale ? La réponse est attendue en mg/mL.

Pierre est un nouveau-né de 34 semaines d'aménorrhée, hospitalisé en service de réanimation néonatale pour risque infectieux et détresse respiratoire.
Son poids est de 2 100 g. Son intubation nécessite une sédation, la prescription est la suivante : Hypnovel®, 20 μg/kg/h au PSE (pousse-seringue électrique).
Vous disposez d'ampoules d'Hypnovel® de 5 mL = 5 mg.

QUESTION 7 (4 POINTS)

Calculez le débit du PSE sachant que la seringue doit être préparée de la façon suivante :
3,9 mL d'Hypnovel® + sérum physiologique QSP 18 mL.

QUESTION 8 (4 POINTS)

Calculez la dose totale d'Hypnovel® en μg reçue par Pierre par 24 heures, sachant qu'il a reçu en plus du débit du PSE cinq bolus de 0,1 mL chacun.

QUESTION 9 (3 POINTS)

Étienne, 2 ans et demi, est admis en pédiatrie générale pour une acidocétose dans le cadre de la découverte d'un diabète sucré.
Son poids à l'admission est de 11,500 kg.
Calculez la perte de poids de cet enfant en pourcentage, sachant que son poids de forme est de 13 kg.

QUESTION 10 (3 POINTS)

a. Citez les signes cliniques et paracliniques révélateurs d'un diabète sucré de type 1 chez l'enfant. (5 points)
b. Explicitez la physiopathologie du diabète sucré de type 1.

CORRIGÉ

QCM À CHOIX SIMPLE OU À CHOIX MULTIPLE

1. A, B, E	**11.** A, C, E	**21.** C	**31.** B, C, D, E
2. A, C, E	**12.** A, B, C, D	**22.** A, C, D	**32.** A, B, C
3. D	**13.** C, E	**23.** A, C, E	**33.** A, C, D
4. B, D, E	**14.** A, B, D	**24.** B, D, E	**34.** A, B, D, E
5. C, D	**15.** A, E	**25.** A, B, E	**35.** B, C, E
6. E	**16.** A	**26.** A, B, E	**36.** B, C, D
7. A	**17.** A, B, D	**27.** A, D	**37.** C
8. A, B, C	**18.** B, D, E	**28.** A, C, D	**38.** A, B, E
9. B, C, E	**19.** A, B, E	**29.** B, C	**39.** C, D, E
10. A, B, D, E	**20.** A, B, E	**30.** A, C, D	**40.** A, B, C

QROC

QUESTION 1

Conséquences physiques de l'intoxication éthylique aiguë :

- insuffisance hépatocellulaire ;
- hypoglycémie ;
- crise convulsive ;
- coma éthylique ;
- inhalation avec risque de pneumopathie d'inhalation ;
- hypothermie ;
- traumatismes (chutes, violences, etc.).

QUESTION 2

- Observation clinique générale (gêne respiratoire, intégrité corporelle, etc.).
- État de vigilance par le score de Glasgow.
- Motricité, à la recherche d'un déficit neurologique focal.
- Asymétrie pupillaire.
- Surveillance clinique et paraclinique :
  - hémodynamique (TA, pouls, saturation en oxygène) ;
  - fréquence respiratoire ;
  - température ;
  - glycémie capillaire ;
  - bandelette urinaire (hématurie ?).
- Évaluation de la douleur.
- Apparition de signes fonctionnels : céphalées, vomissements, comportement.

QUESTION 3

Les trois critères évalués par le score de Glasgow :

- ouverture des yeux ;
- réponse verbale ;
- réponse motrice.

QUESTION 4

Il s'agit d'une consommation excessive et très rapide d'alcool dans le seul but d'être ivre le plus vite possible.

(Cette consommation excessive se fait dans les soirées, dans les bars et discothèques, mais de plus en plus souvent dans la rue, les parcs, les gares, le domicile des parents. C'est plutôt un phénomène européen touchant les 15–25 ans.)

QUESTION 5

- La propension à la transgression de l'interdit parental.
- La nécessité d'intégration au groupe d'appartenance.
- La recherche d'expériences nouvelles, des limites, voire du danger.
- L'angoisse.
- Le recours à l'alcool pour ses caractéristiques anxiolytiques.
- L'entrée dans la génitalité et la recherche de levée de l'inhibition, des barrières morales et sociales.

QUESTION 6

5 mL → 250 mg
3 mL → X
X = (250 × 3)/5 = 150 mg
150 mg → 15 mL
X → 1 mL
X = (150 × 1)/15 = 10
La concentration de Dilantin® dans la seringue est de 10 mg/mL.

QUESTION 7

Pierre doit recevoir : 20 × 2,1 µg/h, soit 42 µg/h.
5 mL → 5 mg
3,9 mL → X
X = (5 × 3,9)/5 = 3,9, soit 3,9 mg.
18 mL contiennent donc 3,9 mg d'Hypnovel®, soit 3900 µg.
3 900 µg → 18 mL
42 µg → X
X = (18 × 42)/3 900 = 0,19, soit 0,2 mL/h.

QUESTION 8

Pierre reçoit par 24 heures :
(0,2 mL × 24) + (0,1 mL × 5) = 4,8 + 0,5 = 5,3 mL
Ampoules d'Hypnovel® → 5 mL = 5 mg
donc 3,9 mL = 3,9 mg = 3 900 µg
18 mL → 3 900 µg
5,3 mL → X
X = (5,3 × 3 900)/18 = 1 148,33
donc Pierre reçoit 1 148 µg/jour.

QUESTION 9

Perte de poids : 13 kg – 11,500 kg = 1,5 kg, soit 1 500 g.
1 500 → 13 000
X → 100
X = (1 500 × 100)/13 000 = 11,53
Soit une perte de poids de 11,5 %.

QUESTION 10

a. Signes cliniques et paracliniques :
- polyurie
- polydipsie
- polyphagie
- asthénie
- amaigrissement

b. Physiopathologie
Maladie auto-immune aboutissant à une destruction des cellules béta des îlots de Langerhans. Ces cellules sécrètent l'insuline en fonction de la glycémie.
La destruction de ces cellules a pour conséquence l'absence d'insuline dans le sang entrainant une hyperglycémie.

CHAPITRE 8

Sujet corrigé : Dijon (2014)

QCM

QCM à complément simple

1. Une maladie récessive autosomique atteint statistiquement :

☐ **A.** Un enfant sur deux du couple
☐ **B.** Tous les enfants
☐ **C.** Un enfant sur quatre
☐ **D.** Uniquement les enfants de sexe féminin
☐ **E.** Uniquement les enfants de sexe masculin

2. Les corticosurrénales :

☐ **A.** Sont des glandes exocrines
☐ **B.** Sécrètent la calcitonine
☐ **C.** Sécrètent des glucocorticoïdes
☐ **D.** Sécrètent des hormones hypercalcémiantes
☐ **E.** Stimulent la digestion

3. Les îlots de Langerhans sont situés dans :

☐ **A.** Le foie
☐ **B.** Les reins
☐ **C.** Le pancréas
☐ **D.** La rate
☐ **E.** Le poumon

4. L'hormone qui régule la teneur en sodium de l'urine est :

☐ **A.** L'insuline
☐ **B.** L'adrénaline
☐ **C.** La rénine
☐ **D.** L'aldostérone
☐ **E.** Le cortisol

5. Le médiastin se situe :

☐ **A.** Au niveau de la rétine
☐ **B.** Au niveau de l'estomac
☐ **C.** Entre les deux poumons
☐ **D.** Au niveau de la plèvre
☐ **E.** Au niveau de l'intestin grêle

6. Le sébum, sécrété par les glandes sudoripares, lubrifie les poils et empêche le dessèchement de la peau.

☐ **A.** Vrai
☐ **B.** Faux

7. La transmission nerveuse de la contraction musculaire s'effectue au niveau de :

☐ **A.** La plaque motrice

☐ **B.** La synapse

☐ **C.** La plaque neurale

☐ **D.** La sensibilité proprioceptive

☐ **E.** L'axone

8. À propos du cœur :

☐ **A.** La valve mitrale est une valve auriculo-ventriculaire

☐ **B.** La valve tricuspide se situe entre le ventricule droit et l'artère pulmonaire

☐ **C.** Le sinus coronaire est une artère coronaire qui perfuse le ventricule droit

☐ **D.** Il y a la même pression dans le ventricule droit et le ventricule gauche

☐ **E.** Les 4 veines pulmonaires amènent le sang oxygéné par les poumons à l'oreillette droite

9. Au niveau pulmonaire, on nomme l'oxygénation du sang :

☐ **A.** Hémostase

☐ **B.** Hématose

☐ **C.** Hyperhémie

☐ **D.** Hémolyse

☐ **E.** Hypoxie

10. Le volume courant :

☐ **A.** Est le volume d'air qui peut être inspiré au-delà du volume courant de repos

☐ **B.** Est le volume d'air qui entre ou qui sort des poumons au cours d'un mouvement respiratoire normal

☐ **C.** Est le volume d'air restant dans les poumons après une expiration forcée

☐ **D.** Est le volume d'air présent dans l'appareil respiratoire, mais ne participant pas aux échanges gazeux

11. Le taux normal de protéinurie est de :

☐ **A.** 0 gramme/24 heures/litre

☐ **B.** 0,10 gramme/24 heures/litre

☐ **C.** 0,30 gramme/24 heures/litre

☐ **D.** 0,70 gramme/24 heures/litre

☐ **E.** 1 gramme/24 heures/litre

12. Les fibres alimentaires régulent l'activité du côlon. Elles augmentent le poids des selles et accélèrent la vidange gastrique.

☐ **A.** Vrai

☐ **B.** Faux

13. L'interruption volontaire de grossesse doit légalement se pratiquer avant les :

☐ **A.** 6 semaines d'aménorrhée

☐ **B.** 7 semaines d'aménorrhée

☐ **C.** 8 semaines d'aménorrhée

☐ **D.** 12 semaines d'aménorrhée
☐ **E.** 14 semaines d'aménorrhée

14. L'œuf, formé lors de la fécondation, atteint la cavité utérine au stade de :
☐ **A.** Deux blastomères
☐ **B.** Trophoblaste
☐ **C.** Morula
☐ **D.** Blastocyste
☐ **E.** Bouton embryonnaire

15. Qu'appelle-t-on action synergique des médicaments ?
☐ **A.** L'action d'un médicament A est accrue par un médicament B
☐ **B.** Un médicament neutralise totalement ou partiellement les effets d'un autre médicament
☐ **C.** Les médicaments s'accumulent dans l'organisme, entraînant des symptômes anormaux
☐ **D.** Les médicaments ont un effet inverse à l'effet attendu
☐ **E.** Les médicaments provoquent des effets toxiques

16. Quel examen biologique obligatoire doit-on pratiquer chez une femme enceinte de groupe Rhésus négatif, parmi les propositions suivantes ?
☐ **A.** NFS
☐ **B.** Groupe sanguin ABO
☐ **C.** Antigène HBS
☐ **D.** Agglutinines irrégulières
☐ **E.** Glycémie

17. Quand commence le cycle menstruel ?
☐ **A.** Le dernier jour des règles
☐ **B.** Le jour de l'ovulation
☐ **C.** Le premier jour des règles
☐ **D.** Lors de la chute du taux de LH
☐ **E.** Lors de l'élévation du taux de FSH

18. Dans l'article R. 4311-13 du décret n° 2004-802 du 29 juillet 2004, relatif aux actes professionnels et à l'exercice de la profession d'infirmier(e), un des actes suivants n'est pas cité comme devant être exercé en priorité par une puéricultrice, lequel ?
☐ **A.** Suivi de l'enfant dans son développement et dans son milieu de vie
☐ **B.** Surveillance du régime alimentaire du nourrisson
☐ **C.** Prévention et dépistage précoce des handicaps
☐ **D.** Soins du nouveau-né en réanimation
☐ **E.** Pose d'un cathéter veineux au nouveau-né

19. Parmi les maladies suivantes, laquelle n'est pas à déclaration obligatoire ?
☐ **A.** La légionellose
☐ **B.** La tuberculose
☐ **C.** La rougeole
☐ **D.** La diphtérie
☐ **E.** La coqueluche

20. Qu'appelle-t-on prévention tertiaire ?

☐ **A.** La mise en œuvre d'un dépistage précoce

☐ **B.** Les campagnes de vaccination

☐ **C.** Les mesures visant à limiter les séquelles d'une maladie ou d'un accident

☐ **D.** Les mesures servant à prévenir l'apparition des maladies ou des accidents

☐ **E.** L'ensemble des mesures médicales et sociales tendant à préserver la santé individuelle et collective

QCM à compléments multiples

21. Les lois de l'hérédité : parmi ces propositions, lesquelles sont exactes ?

☐ **A.** Chaque individu possède 23 paires de chromosomes

☐ **B.** Chaque chromosome est composé de milliers de gènes

☐ **C.** Chaque chromosome assure la transmission d'un caractère particulier

☐ **D.** Chaque gène assure la transmission d'un caractère particulier

☐ **E.** Chaque chromosome est un messager de l'hérédité

22. La division cellulaire comporte :

☐ **A.** La prophase

☐ **B.** L'interphase

☐ **C.** L'épiphase

☐ **D.** La métaphase

☐ **E.** La télophase

23. À propos du foie :

☐ **A.** C'est un organe généralement situé en sous-diaphragmatique dans la région de l'hypocondre droit

☐ **B.** Il sécrète les sels biliaires qui ont pour fonction d'émulsionner les protéines

☐ **C.** La vésicule biliaire située au pôle supérieur du foie stocke la bile

☐ **D.** Le foie joue un rôle dans la production de facteurs de coagulation

☐ **E.** La veine porte hépatique amène au foie le sang provenant du système digestif

24. À propos des éléments figurés du sang :

☐ **A.** Les globules rouges jouent un rôle dans l'oxygénation de l'organisme

☐ **B.** L'hémoglobine est transportée par les globules rouges

☐ **C.** Une valeur d'hémoglobine de 130 g/L de sang peut être considérée comme normale

☐ **D.** Une thrombopénie est une baisse des plaquettes sanguines

☐ **E.** Les monocytes font partie des plaquettes sanguines

25. À propos des éléments figurés du sang :

☐ **A.** Les érythrocytes ont une durée de vie moyenne de 50 jours

☐ **B.** Les plaquettes interviennent dans l'hémostase primaire

☐ **C.** L'aspirine a une action sur les plaquettes

☐ **D.** Les lymphocytes sont des leucocytes

☐ **E.** Les érythrocytes sont des leucocytes

26. Les signes suivants peuvent être révélateurs d'un diabète :
☐ **A.** Polyurie
☐ **B.** Polydipsie
☐ **C.** Amaigrissement
☐ **D.** Glycosurie
☐ **E.** Acétonurie

27. À propos de la transfusion sanguine :
☐ **A.** Un patient du groupe AB n'a pas d'anticorps anti-A et anti-B dans son plasma
☐ **B.** Un patient du groupe O n'a pas d'antigène A et B sur ses globules rouges
☐ **C.** Un patient du groupe O est dit receveur universel de concentrés globulaires
☐ **D.** Un patient du groupe O est dit receveur universel de plasma
☐ **E.** Un patient du groupe A a des anticorps anti-A dans son plasma et des antigènes B sur ses hématies

28. Le cartilage de conjugaison :
☐ **A.** Assure la croissance de l'os en longueur
☐ **B.** Permet la mobilité de l'articulation
☐ **C.** Persiste jusqu'à l'âge adulte
☐ **D.** Persiste jusqu'à la fin de la croissance
☐ **E.** Se transforme en tissu osseux au niveau de la diaphyse

29. À propos de la circulation sanguine :
☐ **A.** La grande circulation s'appelle circulation systémique
☐ **B.** La petite circulation s'appelle circulation pulmonaire
☐ **C.** Les artères systémiques naissent des artères pulmonaires
☐ **D.** Les artères pulmonaires naissent de l'aorte
☐ **E.** Le sang quitte le cœur gauche par l'aorte

30. Les zones suivantes comportent du sang riche en CO_2 :
☐ **A.** Ventricule gauche
☐ **B.** Oreillette droite
☐ **C.** Veine cave
☐ **D.** Oreillette gauche
☐ **E.** Veine pulmonaire

31. Le plasma est la partie liquide du sang. Il est constitué :
☐ **A.** D'eau
☐ **B.** D'électrolytes
☐ **C.** De protéines
☐ **D.** De nutriments
☐ **E.** De déchets
☐ **F.** D'hémoglobine

32. À propos des voies respiratoires :
☐ **A.** La trachée est un conduit cartilagineux qui relie le larynx aux bronches souches
☐ **B.** L'espace mort anatomique est la partie des voies respiratoires qui sont perfusées et non ventilées

- ☐ **C.** Le pharynx relie les cavités nasales et la bouche au larynx et à la trachée
- ☐ **D.** Les cordes vocales et l'ouverture située entre elles délimitent la glotte
- ☐ **E.** La bronche souche gauche se divise en 3 bronches lobaires

33. L'organisme utilise différentes méthodes pour maintenir le pH constant. Il s'agit :

- ☐ **A.** De l'élimination pulmonaire
- ☐ **B.** Des systèmes tampons
- ☐ **C.** De la sécrétion rénale
- ☐ **D.** De l'excrétion rénale

34. Le calcium joue un rôle dans :

- ☐ **A.** L'activité rythmique du cœur
- ☐ **B.** La coagulation
- ☐ **C.** La minéralisation des os
- ☐ **D.** La régulation de l'activité de la membrane cellulaire
- ☐ **E.** La formation des dents

35. L'intestin grêle :

- ☐ **A.** Est situé entre l'estomac et le gros intestin
- ☐ **B.** Comporte trois parties
- ☐ **C.** Est situé entre le pylore et la valvule iléo-cæcale
- ☐ **D.** Débouche dans le cæcum
- ☐ **E.** Possède une partie fixe, le duodénum

36. Il existe des vaccins pour se protéger contre :

- ☐ **A.** Les oreillons
- ☐ **B.** La varicelle
- ☐ **C.** La scarlatine
- ☐ **D.** L'hépatite B
- ☐ **E.** La typhoïde

37. L'immunité acquise par un sérum antitétanique est :

- ☐ **A.** Passive
- ☐ **B.** Immédiate
- ☐ **C.** Spécifique
- ☐ **D.** Active
- ☐ **E.** Temporaire

38. Les effets secondaires de la morphine sont :

- ☐ **A.** Une légère baisse de la pression artérielle
- ☐ **B.** Une constipation
- ☐ **C.** Une dépression de la respiration
- ☐ **D.** Une mydriase
- ☐ **E.** Un myosis

39. Parmi les soins suivants, lesquels relèvent du rôle propre de l'infirmier(e) ?

- ☐ **A.** Les soins de prévention d'escarre
- ☐ **B.** La surveillance d'une perfusion
- ☐ **C.** La surveillance d'un aérosol non médicamenteux
- ☐ **D.** L'ablation d'un plâtre
- ☐ **E.** La ponction veineuse

40. La Commission des soins, de rééducation et médico-technique est consultée sur :

- ☐ **A.** L'organisation générale des soins
- ☐ **B.** La recherche dans le domaine des soins et l'évaluation
- ☐ **C.** Le recrutement du personnel
- ☐ **D.** L'évaluation des pratiques professionnelles
- ☐ **E.** Le projet d'établissement et l'organisation interne de l'établissement

QROC

QUESTION 1

Citez les trois signes cliniques caractéristiques de l'occlusion intestinale.

QUESTION 2

Que signifie le sigle IMC dans le cadre de la prévention de l'obésité ? Donnez la formule de calcul.

QUESTION 3

Les tendons terminaux du muscle soléaire et des deux jumeaux s'unissent pour former le ....

Le maxillaire inférieur, qui est le seul os mobile de la face, s'articule de chaque côté avec ....

QUESTION 4

Citez les paramètres évalués lors du score d'APGAR.

QUESTION 5

Vous vous occupez de Kate, 15 mois, qui vient d'être admise en service de pédiatrie pour hyperthermie à 40° ce jour.

a. Énumérez les moyens à mettre en place pour lutter contre l'hyperthermie avant l'arrivée du médecin.

b. Citez les deux conséquences graves de l'hyperthermie.

QUESTION 6

Un flacon de 250 mL de bicarbonate de sodium dosé à 1,4 % contient .... grammes de bicarbonate de sodium.

Combien y a-t-il de grammes et de calories dans 1 ampoule de 10 mL de glucosé à 30 % ?

Quelle quantité en grammes de bicarbonates de sodium contient un flacon de 250 mL de bicarbonate dosé à 8,4 % ?

QUESTION 7

Un enfant pesant 30 kg reçoit un traitement antibiotique à la dose quotidienne de 50 mg/5 kg de poids.

Le médicament est donné sous forme de comprimés dosés à 50 mg et conditionnés en tablettes de 20 comprimés.

a. Combien de comprimés l'enfant recevra-t-il par jour ?

b. Pendant combien de temps le traitement peut-il être assuré avec trois tablettes de comprimés ?

QUESTION 8

Romain a 10 ans ; il pèse 42 kg. Il souffre de crises d'épilepsie pour lesquelles le pédiatre lui a prescrit 30 mg/kg de Dépakine® (anti-épileptique) en soluté buvable, qui sont répartis en trois prises par 24 heures. Le flacon de Dépakine® fait 40 mL et est dosé à 200 mg/mL.

a. Quelle sera la quantité de Dépakine®, en mg et en mL, qui sera donnée à Romain à chaque prise ?

b. Combien de jours de traitement seront assurés avec un flacon de Dépakine® ?

QUESTION 9

Quelle est la différence entre la discrétion professionnelle et le secret professionnel dans le cadre de l'exercice professionnel ?

QUESTION 10

Légendez le schéma suivant.

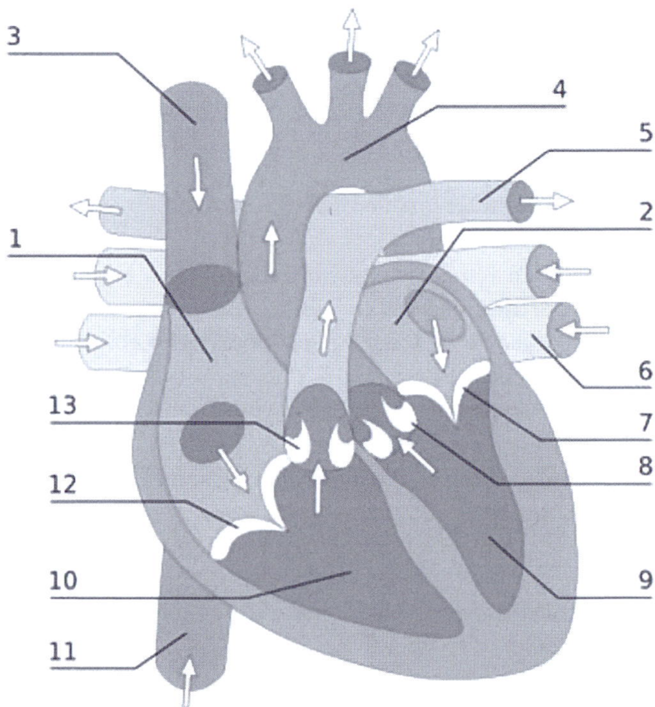

Figure 8.1

CORRIGÉ

QCM

1. C	**11.** A	**21.** A, B, D, E	**31.** A, B, C, D, E
2. C	**12.** B	**22.** A, C, D, E	**32.** A, C, D
3. C	**13.** E	**23.** A, D, E	**33.** A, B, D
4. D	**14.** C	**24.** A, B, C, D	**34.** A, B, C, D, E
5. C	**15.** A	**25.** B, C, D	**35.** A, B, C, D, E
6. B	**16.** D	**26.** A, B, C, D, E	**36.** A, B, D, E
7. A	**17.** C	**27.** A, B, D	**37.** A, B, C, E
8. A	**18.** E	**28.** A, D, E	**38.** A, B, C, E
9. B	**19.** E	**29.** A, B, E	**39.** A, B, C
10. B	**20.** C	**30.** B, C	**40.** A, B, D, E

QROC

QUESTION 1

- Douleurs abdominales.
- Vomissements.
- Arrêt des matières et des gaz.

QUESTION 2

IMC : Indice de masse corporelle.
IMC = poids (kg)/taille^2 (m)

QUESTION 3

Les tendons terminaux du muscle soléaire et des deux jumeaux s'unissent pour former le *tendon d'Achille*.
Le maxillaire inférieur, qui est le seul os mobile de la face, s'articule de chaque côté avec *l'os temporal*.

QUESTION 4

- Fréquence cardiaque.
- Respiration.
- Tonus.
- Réactivité.
- Couleur.

QUESTION 5

a. Moyens :
- déshabiller l'enfant ;
- donner à boire souvent ;
- vérifier la température de la chambre.

b. Conséquences : la déshydratation et les convulsions.

QUESTION 6

Un flacon de 250 mL de bicarbonate de sodium dosé à 1,4 % contient 3,5 grammes de bicarbonate de sodium.
Une ampoule de 10 mL de glucosé à 30 % contient 3 grammes et 12 calories.
Un flacon de 250 mL de bicarbonate dosé à 8,4 % contient 21 grammes de bicarbonate de sodium.

QUESTION 7

a. 6 comprimés.
b. 10 jours.

QUESTION 8

a. 30 mg × 42 = 1 260 mg de Dépakine® par 24 heures.
Soit 1 260 mg/3 = 420 mg de Dépakine® par prise toutes les 8 heures.
Le flacon est dosé à 200 mg/mL de Dépakine®.
Si 200 mg est égal à 1 mL, 420 mg est égal à X mL :
X = (420 × 1)/200
X = 2,1 mL de Dépakine® par prise, soit 6,3 mL par 24 heures.
b. Le flacon de Dépakine® fait 40 mL.
6,3 mL de Dépakine® pour 1 jour ; 40 mL de Dépakine® pour X jours.
X = (40 × 1)/6,3
X = 6,34 jours
6 jours et demi de traitement peuvent être assurés avec un flacon de Dépakine®.

QUESTION 9

- La discrétion professionnelle relève d'une obligation statutaire.
- Le secret professionnel est une obligation juridique qui relève du droit pénal.

QUESTION 10

1. Oreillette droite ; **2.** Oreillette gauche ; **3.** Veine cave supérieure ; **4.** Aorte ; **5.** Artère pulmonaire ; **6.** Veine pulmonaire ; **7.** Valve mitrale ; **8.** Valve aortique ; **9.** Ventricule gauche ; **10.** Ventricule droit ; **11.** Veine cave inférieure ; **12.** Valve tricuspide ; **13.** Valve sigmoïde.

CHAPITRE 9

Sujet corrigé : Grenoble (2014)

QCM

QCM à complément simple

1. Le muscle le plus important pour la respiration est :

- ☐ **A.** Le muscle intercostal
- ☐ **B.** Le sterno-cléido-mastoïdien
- ☐ **C.** Le pectoral
- ☐ **D.** Le diaphragme
- ☐ **E.** Le deltoïde

2. Une ampoule de 10 mL de chlorure de sodium à 10 % contient :

- ☐ **A.** 1 g de chlorure de sodium
- ☐ **B.** 2 g de chlorure de sodium
- ☐ **C.** 100 mg de chlorure de sodium
- ☐ **D.** 200 mg de chlorure de sodium
- ☐ **E.** 2 000 mg de chlorure de sodium

3. Le daltonisme se transmet sur un mode :

- ☐ **A.** Récessif lié à l'X
- ☐ **B.** Dominant lié à l'X
- ☐ **C.** Récessif
- ☐ **D.** Dominant
- ☐ **E.** Aucune proposition exacte

4. Parmi les glandes endocrines, il n'y a pas :

- ☐ **A.** La thyroïde
- ☐ **B.** La parathyroïde
- ☐ **C.** Les glandes salivaires
- ☐ **D.** Les surrénales
- ☐ **E.** L'adénohypophyse

5. Les éléments qui assurent la respiration cellulaire dans une cellule sont :

- ☐ **A.** Les appareils de Golgi
- ☐ **B.** Les mitochondries
- ☐ **C.** Les centrioles
- ☐ **D.** Les ribosomes
- ☐ **E.** Les vacuoles

6. La durée du sommeil paradoxal lors d'un cycle de sommeil normal chez l'adulte est d'environ :

☐ **A.** 30 à 40 minutes
☐ **B.** 50 à 60 minutes
☐ **C.** 10 à 15 minutes
☐ **D.** 1 à 2 heures
☐ **E.** 1 à 2 minutes

7. La loi pour l'égalité des droits et des chances, la participation et la citoyenneté des personnes handicapées date de :

☐ **A.** 1975
☐ **B.** 2002
☐ **C.** 2005
☐ **D.** 2010
☐ **E.** 2013

8. L'hémorragie par *placenta prævia* fait courir à l'enfant un risque immédiat :

☐ **A.** D'infection
☐ **B.** D'hémorragie méningée
☐ **C.** De cirrhose par défaillance hépatique
☐ **D.** De mort
☐ **E.** D'insuffisance cardiaque

9. Les îlots de Langerhans fournissent :

☐ **A.** De l'ocytocine
☐ **B.** De l'hormone de croissance
☐ **C.** De la cortisone
☐ **D.** De la testostérone
☐ **E.** De l'insuline

10. La FiO_2 de l'air ambiant est de :

☐ **A.** 10 %
☐ **B.** 80 %
☐ **C.** 21 %
☐ **D.** 35 %
☐ **E.** 41 %

11. La friction des mains au gel hydro-alcoolique permet :

☐ **A.** Un nettoyage des mains
☐ **B.** Une antisepsie des mains
☐ **C.** Une désinfection des mains
☐ **D.** Un nettoyage et une désinfection des mains
☐ **E.** Un nettoyage et une antisepsie des mains

12. La période embryonnaire dure :

☐ **A.** Jusqu'à la fin du 3ᵉ mois de grossesse
☐ **B.** Jusqu'à la fin du 6ᵉ mois de grossesse
☐ **C.** Jusqu'à la fin du 2ᵉ mois de grossesse
☐ **D.** Les quatre premières semaines de la grossesse
☐ **E.** Les six premières semaines de la grossesse

13. À la naissance, en moyenne, un nouveau-né à terme :

☐ **A.** Pèse entre 2,5 et 3 kg, mesure 60 cm, a un périmètre crânien d'environ 30 cm

☐ **B.** Pèse entre 3 et 3,5 kg, mesure environ 50 cm, a un périmètre crânien d'environ 35 cm

☐ **C.** Pèse entre 2 et 2,5 kg, mesure environ 70 cm, a un périmètre crânien d'environ 40 cm

☐ **D.** Pèse 1,5 à 2 kg, mesure environ 40 cm, a un périmètre crânien d'environ 45 cm

☐ **E.** Pèse 3,5 à 4 kg, mesure environ 80 cm, a un périmètre crânien d'environ 50 cm

14. La norme HACCP est une méthode de maîtrise de la sécurité sanitaire :

☐ **A.** Des produits sanguins

☐ **B.** Des produits médicamenteux

☐ **C.** Des denrées alimentaires

☐ **D.** Du circuit des déchets

☐ **E.** Avant toute intervention chirurgicale

15. La prescription d'un stupéfiant ou d'un médicament soumis à la réglementation des stupéfiants est réservée à :

☐ **A.** Un médecin

☐ **B.** Un externe en médecine

☐ **C.** Une sage-femme sans limite de liste publiée par arrêté au journal officiel

☐ **D.** Un infirmier

☐ **E.** Un cadre de santé

16. La matériovigilance concerne la surveillance des incidents ou des risques d'incidents :

☐ **A.** Au bloc opératoire

☐ **B.** Liés aux médicaments

☐ **C.** Liés à la transfusion sanguine

☐ **D.** Liés aux dispositifs médicaux

☐ **E.** Lors de la stérilisation

17. La durée de vie moyenne d'un globule rouge est de :

☐ **A.** 120 jours

☐ **B.** 30 jours

☐ **C.** 60 jours

☐ **D.** 20 jours

☐ **E.** 180 jours

18. Une ampoule de sulfate de magnésium de 10 mL à 0,15 g/mL contient :

☐ **A.** 15 g de sulfate de magnésium

☐ **B.** 150 g de sulfate de magnésium

☐ **C.** 1 500 mg de sulfate de magnésium

☐ **D.** 150 mg de sulfate de magnésium

☐ **E.** 1,5 mg de sulfate de magnésium

QCM à compléments multiples

19. Parmi la liste des soins infirmiers suivants, lesquels peuvent être accomplis dans le cadre du rôle propre ?

☐ **A.** L'ablation d'un cathéter périphérique veineux
☐ **B.** Le recueil des données biologiques urinaires obtenues par des techniques à lecture instantanée
☐ **C.** La pose de bandages de contention
☐ **D.** Le dépistage et évaluation des risques de maltraitance
☐ **E.** La mesure de la pression veineuse centrale

20. Parmi les vitamines suivantes, les vitamines liposolubles sont :

☐ **A.** La vitamine B1
☐ **B.** La vitamine C
☐ **C.** La vitamine A
☐ **D.** La vitamine D
☐ **E.** La vitamine K

21. Les signes de la rougeole sont :

☐ **A.** Une fièvre élevée
☐ **B.** Des maculo-papules débutant derrière les oreilles
☐ **C.** Des vésicules débutant sur le visage
☐ **D.** Une conjonctivite
☐ **E.** Un catarrhe oculo-nasal

22. La toxémie gravidique :

☐ **A.** Est aussi appelée pré-éclampsie
☐ **B.** Survient pendant le premier trimestre de la grossesse
☐ **C.** Associe hypertension artérielle, protéinurie et œdèmes
☐ **D.** Entraîne un retard de croissance intra-utérin
☐ **E.** Peut aboutir à la mort du fœtus

23. L'urine à l'état physiologique est composée :

☐ **A.** D'eau
☐ **B.** De protides
☐ **C.** De lipides
☐ **D.** De glucides
☐ **E.** D'urée

24. Les maladies éruptives contagieuses sont :

☐ **A.** La rougeole
☐ **B.** La scarlatine
☐ **C.** Les oreillons
☐ **D.** La coqueluche
☐ **E.** La varicelle

25. Le secret professionnel est applicable sans dérogation en cas de connaissance :

☐ **A.** De faits ou circonstances en rapport avec la vie privée du patient
☐ **B.** De sévices ou privations infligés à un mineur de moins de 15 ans

☐ **C.** De faits ou circonstances en rapport avec l'état du malade, la nature de son affection, les éléments du traitement

☐ **D.** De sévices ou privations infligés à une personne qui n'est pas en mesure de se protéger en raison de son âge

☐ **E.** De sévices ou privations infligés à une personne qui n'est pas en mesure de se protéger en raison de son état physique ou psychique

26. La charte du patient hospitalisé du 2 mars 2006 contient les éléments suivants :

☐ **A.** Toute personne est libre de choisir l'établissement de santé qui la prendra en charge

☐ **B.** L'information donnée aux patients doit être accessible et loyale

☐ **C.** Le patient a le droit de refuser tout traitement

☐ **D.** La personne hospitalisée peut, sans exception, quitter à tout moment l'établissement où elle est hospitalisée

☐ **E.** La personne hospitalisée ne bénéficie pas d'un accès direct aux informations de santé la concernant

27. La tuberculose :

☐ **A.** Est causée par une mycobactérie aérobie stricte

☐ **B.** Est due au bacille de Koch

☐ **C.** Est éradiquée en France

☐ **D.** Ne touche jamais l'enfant

☐ **E.** A une transmission interhumaine et aérienne

28. Les vaccinations obligatoires en France en 2014 sont :

☐ **A.** La vaccination antipoliomyélitique

☐ **B.** La vaccination antitétanique

☐ **C.** La vaccination antirougeole, oreillon, rubéole

☐ **D.** La vaccination antidiphtérique

☐ **E.** La vaccination antituberculeuse

29. Anatomiquement, la peau comprend :

☐ **A.** L'épiderme

☐ **B.** Le derme

☐ **C.** La muqueuse

☐ **D.** L'aponévrose

☐ **E.** L'hypoderme

30. L'échelle visuelle analogique (EVA) :

☐ **A.** Permet d'évaluer le ressenti douloureux du patient et de le reporter sur une échelle numérique pour suivre l'évolution de ce ressenti

☐ **B.** Est notée avec un chiffre allant classiquement de 0 à 50

☐ **C.** Est notée avec un chiffre qui est reporté sur la feuille de soin ou sur le dossier de soin du patient

☐ **D.** Est utilisée en France chez l'adulte et chez l'enfant (à partir de 5 ans environ)

31. Les maladies suivantes sont d'origine bactérienne :

☐ **A.** Tuberculose
☐ **B.** Scarlatine
☐ **C.** Rubéole
☐ **D.** Rougeole
☐ **E.** Roséole (exanthème subit)

32. En dehors d'une situation d'urgence, une prescription médicale, pour être valide (au regard de l'article R. 4311–7 du décret du 29 juillet 2004 relatif aux actes professionnels et à l'exercice de la profession d'infirmier) :

☐ **A.** Doit être écrite
☐ **B.** Peut être qualitative ou quantitative
☐ **C.** Doit être datée et signée
☐ **D.** Peut provenir d'un protocole écrit, qualitatif et quantitatif, préalablement écrit, daté et signé par un médecin
☐ **E.** Peut être faite par téléphone

33. La toxoplasmose est une maladie :

☐ **A.** Parasitaire
☐ **B.** Véhiculée par les chats
☐ **C.** Dont l'agent pathogène est véhiculé par les urines contaminées
☐ **D.** Dont l'agent pathogène est véhiculé par les selles contaminées
☐ **E.** Dont l'agent pathogène peut se retrouver sur les légumes

34. Lors de l'administration d'un médicament *per os* prescrit, vous pouvez demander à une aide-soignante :

☐ **A.** De l'administrer par délégation
☐ **B.** De participer à l'aide à la prise du médicament
☐ **C.** De collaborer pour aider la personne à prendre le médicament
☐ **D.** De préparer le médicament et d'aider la personne à la prise du médicament
☐ **E.** De l'administrer après avoir vérifié la prescription

35. Le rein assure une fonction hormonale importante. Il est capable de synthétiser et de sécréter :

☐ **A.** La rénine
☐ **B.** L'adrénaline
☐ **C.** La sécrétine
☐ **D.** L'insuline
☐ **E.** L'érythropoïétine

36. Les actions prioritaires de secours à effectuer face à un arrêt cardiorespiratoire sont :

☐ **A.** Couvrir le patient pour le réchauffer
☐ **B.** Effectuer un massage cardiaque
☐ **C.** Mettre le patient en position latérale de sécurité
☐ **D.** Appeler les secours
☐ **E.** Faire une manœuvre de Heimlich
☐ **F.** Mettre en place les électrodes d'un défibrillateur automatisé externe

37. Le cycle menstruel féminin normal est composé de :

- ☐ **A.** La phase folliculaire
- ☐ **B.** La phase lutéale
- ☐ **C.** L'ovulation
- ☐ **D.** La phase menstruelle
- ☐ **E.** La phase progestatique

38. Les produits sanguins labiles comprennent :

- ☐ **A.** Les concentrés de globules rouges
- ☐ **B.** Les plaquettes
- ☐ **C.** L'albumine
- ☐ **D.** Le plasma frais
- ☐ **E.** Les immunoglobulines

39. Le rein assure :

- ☐ **A.** Une fonction d'excrétion
- ☐ **B.** Une fonction de régulation
- ☐ **C.** Une fonction immunitaire
- ☐ **D.** Une fonction endocrine
- ☐ **E.** Une fonction de nutrition

40. Les gamètes :

- ☐ **A.** Sont des cellules haploïdes
- ☐ **B.** Contiennent 46 chromosomes
- ☐ **C.** Contiennent 43 chromosomes
- ☐ **D.** Contiennent 23 chromosomes
- ☐ **E.** Sont des cellules diploïdes

QROC

QUESTION 1

Donnez la définition de l'occlusion intestinale ainsi que trois signes cliniques associés.

QUESTION 2

Citez cinq éléments prioritaires d'évaluation de l'état du nouveau-né à la naissance.

QUESTION 3

Une maman consulte une diététicienne, avec son enfant de 6 ans présentant une obésité majeure, sur les conseils de son médecin traitant. La diététicienne fait le calcul des kilocalories ingérées par l'enfant sur une journée.
L'enfant mange :
– 150 g de glucides ;
– 100 g de protéines ;
– 250 g de lipides.
Calculez combien de kilocalories l'enfant absorbe par jour.

QUESTION 4

Citez dix vérifications obligatoires avant de réaliser une transfusion d'un concentré de globules rouges (CGR).

QUESTION 5

Indiquez les trois éléments constitutifs de l'oreille externe, les trois éléments constitutifs de l'oreille moyenne, et les deux éléments constitutifs de l'oreille interne.

QUESTION 6

Donnez les trois éléments anatomiques constituant le sein.

QUESTION 7

Indiquez les cas où une immunité est dite active.

QUESTION 8

Indiquez (en mL) les quantités à prélever pour chaque produit suivant, en donnant vos calculs :

- 2 g de chlorure de sodium (ampoule de 10 mL dosée à 20 %) ;
- 0,25 g de chlorure de potassium (ampoule de 10 mL dosée à 10 %) ;
- 25 mg de Persantine® (ampoule de 2 mL contenant 10 mg) ;
- 0,30 g de Xylocaïne® (flacon de 20 mL à 5 %).

QUESTION 9

Indiquez l'objectif de l'échelle de Glasgow, les items qui la composent et la cotation d'une personne saine et réveillée.

QUESTION 10

Complétez le schéma du cœur ci-dessous.

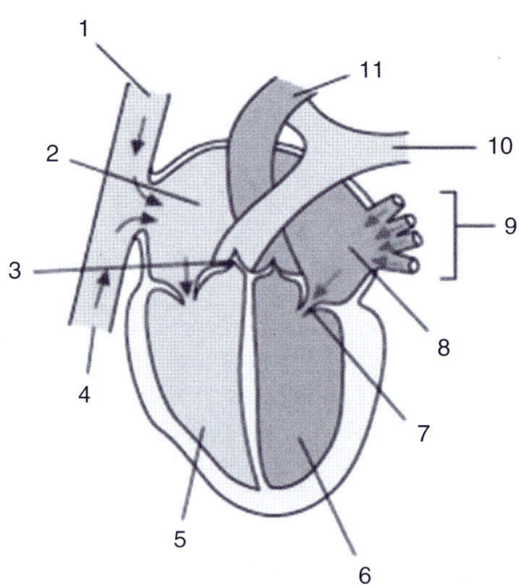

Figure 9.1

CORRIGÉ

QCM

1. D	**11.** B	**21.** A, B, D, E	**31.** A, B
2. A	**12.** C	**22.** A, C, D, E	**32.** A, C, D
3. A	**13.** B	**23.** A, E	**33.** A, B, D, E
4. C	**14.** C	**24.** A, B, E	**34.** B, C
5. B	**15.** A	**25.** A, C	**35.** A, E
6. C	**16.** D	**26.** A, B, C	**36.** B, D, F
7. C	**17.** A	**27.** A, B, E	**37.** A, B, C, D
8. D	**18.** C	**28.** A, B, D	**38.** A, B, D
9. E	**19.** B, D	**29.** A, B, E	**39.** A, B
10. C	**20.** C, D, E	**30.** A, C, D	**40.** A, D

QROC

QUESTION 1

- Définition : c'est l'arrêt du transit et des gaz.
- Signes cliniques :
  - vomissements bilieux, voire fécaloïdes ;
  - arrêt des matières et des gaz ;
  - météorisme abdominal ;
  - douleur abdominale diffuse.

QUESTION 2

Cinq éléments prioritaires d'évaluation de l'état du nouveau-né à la naissance :

- le tonus musculaire ;
- la fréquence cardiaque ;
- la coloration ;
- les mouvements respiratoires ;
- le cri.

QUESTION 3

- 1 g de glucides = 4 kilocalories, soit pour 150 g : $4 \times 150 = 600$ kcal.
- 1 g de protéines = 4 kilocalories, soit pour 100 g : $4 \times 100 = 400$ kcal.
- 1 g de lipides = 9 kilocalories, soit pour 250 g : $9 \times 250 = 2\,250$ kcal.

Au total, l'enfant absorbe 3 250 kcal par jour.

QUESTION 4

Dix vérifications obligatoires avant de réaliser une transfusion d'un concentré de globules rouges :

- fiche de délivrance (FD) avec horodatage ; pour connaître la validité des moins de 6 heures après la sortie de l'EFS ;
- RAI datant de moins de 3 jours ;

- prescription nominative, datée, signée qualitative, quantitative ;
- carte de groupe avec deux déterminations identiques avec signature et nom du médecin du laboratoire (réglementaire : 15/12/2005), avec nom patronymique, date de naissance et sexe de l'enfant ;
- consentement des parents et/ou de l'enfant (sauf si urgence) ;
- information prétransfusionnelle obligatoire (loi du 4 mars 2002) ;
- identité déclinée par la personne soignée et concordance avec le bracelet d'identification ;
- concordance carte de groupe et fiche de délivrance (FD), étiquettes, prescription et dossier transfusionnel. Concordance des numéros d'identification de la poche avec la FD. Concordance du groupage ABO et Rh avec la FD et les étiquettes du culot globulaire, voire phénotype si besoin ;
- que le médecin puisse intervenir à tout moment pendant la transfusion, sinon pas de transfusion ;
- constantes de départ : pouls, PA, température, FR et SaO2 (si possible). Vérifier au regard de la situation clinique, signaler toute anomalie ou tout problème qui nécessiterait le signalement au médecin ;
- vérifier produit (intégrité, aspect, température, ne pas sortir trop tôt le CGR du frigo) ;
- bilan prétransfusionnel non obligatoire sauf si prescription (sérologies hépatites, transaminases, HIV, CMV, surtout si transfusions itératives) ;
- vérification ultime au lit du malade avec la carte DIAGAST.

QUESTION 5

- Oreille externe : pavillon, conduit auditif externe, tympan.
- Oreille moyenne : marteau, enclume, étrier.
- Oreille interne : cochlée, nerf auditif.

QUESTION 6

Trois éléments anatomiques constituant le sein : glande mammaire, tissus adipeux, tissus fibreux.

QUESTION 7

Une immunité est dite active si le sujet a été vacciné, s'il a eu la maladie, s'il a été exposé à un antigène.

QUESTION 8

- 10 mL de NaCl.
- 2,5 mL de KCl.
- 5 mL de Persantine®.
- 6 mL de Xylocaïne®.

QUESTION 9

L'échelle de Glasgow permet d'obtenir un score qui mesure l'évolution de l'état de conscience du patient et détermine la profondeur du coma.

- Ouverture des yeux (Y) → score maximum /4
  - Spontanée : 4
  - Au bruit ou à la parole : 3
  - À la douleur : 2
  - Absente : 1
- Meilleure réponse motrice (M) → score maximum /6
  - Obéit à une demande verbale : 6
  - Localise la douleur : 5
  - Mouvements de retrait : 4
  - Décortication, flexion anormale : 3
  - Décérébration, réponse en extension : 2
  - Aucune réponse, personne flasque : 1
- Réponse verbale (V) → score maximum /5
  - Orientée : 5
  - Confusion : 4
  - Mots inappropriés : 3
  - Sons incompréhensibles : 2
  - Aucune réponse verbale : 1

QUESTION 10

1. Veine cave supérieure
2. Oreillette droite
3. Valvules artérielles
4. Veine cave inférieure
5. Ventricule droit
6. Ventricule gauche
7. Valvule auriculo-ventriculaire
8. Oreillette gauche
9. Veines pulmonaires
10. Artères pulmonaires
11. Artère aorte

CHAPITRE 10

Sujet corrigé : Metz et Nancy (2014)

QCM

Questions à choix simple

1. Concernant l'anomalie chromosomique sans modification du nombre mais avec perte d'une partie du matériel génétique, vous retenez comme exact :

- ☐ **A.** La translocation
- ☐ **B.** La délétion
- ☐ **C.** La déplétion
- ☐ **D.** La dislocation
- ☐ **E.** La disjonction

2. Concernant les hormones, vous retenez comme exact :

- ☐ **A.** L'antéhypophyse sécrète l'ocytocine
- ☐ **B.** L'hypothalamus sécrète la somatostatine
- ☐ **C.** La glande thyroïde sécrète l'hormone thyréotrope
- ☐ **D.** Les glandes corticosurrénales sécrètent l'adrénaline
- ☐ **E.** Les glandes médullosurrénales sécrètent l'aldostérone et la testostérone

3. Concernant le nom attribué à la transformation du sang veineux en sang artériel au niveau des poumons, vous retenez comme exact :

- ☐ **A.** L'hémostase
- ☐ **B.** L'hématose
- ☐ **C.** L'hématopoïèse
- ☐ **D.** L'hématémèse
- ☐ **E.** L'hémoptysie

4. Parmi les substances suivantes, concernant celle qui n'est ni sécrétée ni réabsorbée dans les urines, vous retenez comme exact :

- ☐ **A.** L'urée
- ☐ **B.** La créatinine
- ☐ **C.** L'acide urique
- ☐ **D.** L'acide lactique
- ☐ **E.** L'ammoniac

5. Concernant le côlon, vous retenez comme exact :

- ☐ **A.** Le côlon comporte 5 segments
- ☐ **B.** Le cæcum se situe dans la fosse iliaque gauche
- ☐ **C.** L'appendice se situe à la partie distale du côlon ascendant
- ☐ **D.** Le côlon sigmoïde se nomme aussi côlon descendant
- ☐ **E.** La valvule de Bauhin est la jonction entre le côlon et le rectum

6. Concernant le nombre de semaines d'aménorrhée pour une grossesse de 9 mois, vous retenez comme exact :

- ☐ **A.** 37 semaines
- ☐ **B.** 39 semaines
- ☐ **C.** 41 semaines
- ☐ **D.** 38 semaines
- ☐ **E.** 40 semaines

7. Concernant le risque de macrosomie fœtale, vous retenez comme exact :

- ☐ **A.** Le diabète
- ☐ **B.** L'hypertension artérielle
- ☐ **C.** Le tabac
- ☐ **D.** L'hydramnios
- ☐ **E.** L'alcool

Questions à choix multiple

8. Concernant le mode de transmission autosomique récessif, vous retenez comme exact :

- ☐ **A.** Les garçons sont plus atteints
- ☐ **B.** Le sujet malade transmet systématiquement le gène à ses enfants
- ☐ **C.** Tous les individus porteurs sont malades
- ☐ **D.** Les 2 parents doivent être hétérozygotes pour avoir un enfant malade
- ☐ **E.** La mucoviscidose est une maladie concernée par ce mode de transmission

9. Concernant l'ADN, vous retenez comme exact :

- ☐ **A.** Il contient l'information génétique
- ☐ **B.** Son unité de base est le désoxyribose
- ☐ **C.** Il est une molécule très longue
- ☐ **D.** 5 bases différentes constituent l'ADN
- ☐ **E.** Il est constitué d'une chaîne de nucléotides

10. Concernant la division cellulaire, vous retenez comme exact :

- ☐ **A.** Ce processus s'appelle la mitose
- ☐ **B.** Elle donne naissance à 4 cellules filles
- ☐ **C.** Elle est composée de 5 phases
- ☐ **D.** La phase G1 est la phase de réplication de l'ADN
- ☐ **E.** L'interphase est un regroupement de phases

11. Concernant le liquide céphalo-rachidien, vous retenez comme exact :

- ☐ **A.** Il circule dans l'espace entre la dure-mère et l'arachnoïde
- ☐ **B.** Il est sécrété par les plexus choroïdes
- ☐ **C.** Il circule dans le canal épendymaire
- ☐ **D.** Il circule entre les ventricules latéraux grâce à l'aqueduc de Sylvius
- ☐ **E.** Il est habituellement prélevé en dessous de L1

12. Concernant la cellule nerveuse, vous retenez comme exact :

- ☐ **A.** Elle est appelée neurone
- ☐ **B.** Dans son axone naît l'influx nerveux

☐ **C.** Les informations arrivent au neurone par des dendrites
☐ **D.** L'axone est le prolongement du corps cellulaire
☐ **E.** Tous les axones sont myélinisés

13. Concernant les os longs, vous retenez comme exact :
☐ **A.** Leurs extrémités sont appelées épiphyses
☐ **B.** Ils contiennent de la moelle
☐ **C.** Le cartilage de conjugaison recouvre les extrémités de l'os
☐ **D.** Le périoste permet la croissance
☐ **E.** La vitamine D favorise la formation du tissu osseux définitif

14. Concernant la mobilité articulaire, vous retenez comme exact :
☐ **A.** L'extension éloigne les 2 segments d'une articulation
☐ **B.** L'adduction écarte le membre de l'axe médian du corps
☐ **C.** Les mouvements de prono-supination concernent uniquement l'avant-bras
☐ **D.** La pronation porte le pouce en dehors et la paume de la main en avant
☐ **E.** Certains mouvements sont dits de rotation

15. Concernant le nerf sciatique, vous retenez comme exact :
☐ **A.** Il est la branche terminale du plexus lombal
☐ **B.** Il assure l'innervation motrice des muscles de la cuisse
☐ **C.** Il se divise en 2 branches dans la région postérieure de la cuisse
☐ **D.** L'une de ses branches s'appelle le sciatique poplité externe
☐ **E.** Il est le nerf le plus long de l'organisme

16. Concernant l'anatomie du cœur, vous retenez comme exact :
☐ **A.** L'oreillette droite reçoit les 4 veines pulmonaires
☐ **B.** L'étanchéité entre l'oreillette droite et l'oreillette gauche est assurée par la valve tricuspide
☐ **C.** La valve mitrale sépare l'oreillette du ventricule gauche
☐ **D.** La valve pulmonaire possède 3 valvules sigmoïdes
☐ **E.** L'oreillette droite se termine par l'orifice tricuspidien

17. Concernant le système sympathique, vous retenez comme exact :
☐ **A.** A un effet inotrope négatif sur le myocarde
☐ **B.** A un effet chronotrope positif sur le cœur
☐ **C.** Son neurotransmetteur est l'acétylcholine
☐ **D.** Est sollicité lors de l'effort et du stress
☐ **E.** Provoque une augmentation de la pression artérielle

18. Concernant les caractéristiques de la maturation des hématies, vous retenez comme exact :
☐ **A.** La perte de leur noyau
☐ **B.** Leur charge en hémoglobine
☐ **C.** La présence de fer
☐ **D.** La couleur du noyau
☐ **E.** La présence des facteurs vitaminiques

19. Concernant la bronchomotricité, vous retenez comme exact :

☐ **A.** Est contrôlée par le système nerveux végétatif

☐ **B.** Est contrôlée par le système humoral

☐ **C.** Est la capacité des bronches à se dilater

☐ **D.** Est la capacité des bronches à se contracter

☐ **E.** Est la capacité des bronches à ne pas modifier leur calibre

20. Parmi les propositions suivantes, vous retenez comme exact :

☐ **A.** La bronche principale droite est plus longue que la bronche principale gauche

☐ **B.** La respiration apporte l'air aux alvéoles et élimine le dioxyde de carbone

☐ **C.** Le diaphragme est innervé par le nerf vague

☐ **D.** La plèvre est composée de la plèvre viscérale et de la plèvre pariétale

☐ **E.** Le poumon droit est divisé en deux lobes et le poumon gauche est divisé en trois lobes

21. Parmi les propositions suivantes, vous retenez comme exact :

☐ **A.** Le rein participe à la régulation acido-basique

☐ **B.** Le rein participe à l'élimination des déchets organiques

☐ **C.** Le rein participe à la régulation électrolytique

☐ **D.** Le rein participe à l'élimination de la plupart des médicaments

☐ **E.** Le rein participe à la régulation lipidique

22. Concernant la vessie, vous retenez comme exact :

☐ **A.** Chez la femme, elle est située derrière le vagin et l'utérus

☐ **B.** Chez l'homme, elle est située au-dessus de la prostate

☐ **C.** Elle s'ouvre vers le rein par l'urètre

☐ **D.** Elle s'ouvre vers l'extérieur par l'uretère

☐ **E.** Le trigone vésical est délimité par les 3 orifices qui s'abouchent à la vessie

23. Concernant l'estomac, vous retenez comme exact :

☐ **A.** Le fundus est le pôle supérieur de l'estomac

☐ **B.** Le cardia est l'orifice assurant la jonction avec la partie de l'œsophage

☐ **C.** L'angle de His est aussi appelé incisure cardiale

☐ **D.** L'antre pylorique est la partie centrale de l'estomac

☐ **E.** Le pylore est l'orifice jonctionnel avec le duodénum

24. Concernant les apports caloriques nécessaires pour une alimentation équilibrée, vous retenez comme exact :

☐ **A.** 11 à 15 % des calories doivent être apportées par les protéines

☐ **B.** 30 à 35 % des calories doivent être apportées par les glucides

☐ **C.** 50 à 55 % des calories doivent être apportées par les lipides

☐ **D.** 10 à 15 % des apports caloriques journaliers doivent être apportés au petit-déjeuner

☐ **E.** 30 à 35 % des apports caloriques doivent être apportés au déjeuner

25. Concernant l'ovaire, vous retenez comme exact :

☐ **A.** Il sécrète l'ocytocine

☐ **B.** Il sécrète les œstrogènes

☐ **C.** Il sécrète la progestérone

☐ **D.** Il est une glande endocrine grâce à la production d'ovules
☐ **E.** Il est une glande exocrine grâce à la sécrétion d'hormones

26. Concernant le cycle menstruel féminin, vous retenez comme exact :
☐ **A.** La période pré-ovulatoire débute à la fin des règles et se termine au moment de l'ovulation
☐ **B.** La période post-ovulatoire dure 14 jours
☐ **C.** La température corporelle est plus élevée en deuxième partie de cycle
☐ **D.** La glaire cervicale devient fluide et abondante en deuxième partie de cycle
☐ **E.** Au cours de la phase folliculaire, la muqueuse utérine prolifère

27. Concernant la contraception d'urgence, vous retenez comme exact :
☐ **A.** Son administration par les infirmières scolaires est autorisée dans le cas d'urgence et de détresse caractérisée pour les mineures
☐ **B.** Elle est soumise à une prescription obligatoire
☐ **C.** Elle peut être délivrée gratuitement pour les mineures
☐ **D.** Les pilules d'urgence sont à utiliser le plus tôt possible après un rapport sexuel pas ou mal protégé seulement en début de cycle
☐ **E.** Elle protège des infections sexuellement transmissibles

28. Concernant l'épiderme, vous retenez comme exact :
☐ **A.** Il est composé d'une couche basale
☐ **B.** Il est en constant renouvellement
☐ **C.** Il est innervé
☐ **D.** Il est vascularisé
☐ **E.** Il protège contre le rayonnement solaire

29. Concernant les cellules immunocompétentes, vous retenez comme exact :
☐ **A.** Les cellules effectrices de l'immunité appartiennent toutes à la lignée des globules blancs
☐ **B.** Les granulocytes polynucléaires libèrent des cytokines
☐ **C.** Les plasmocytes appartiennent à la lignée des lymphocytes B
☐ **D.** Les plasmocytes sécrètent des anticorps
☐ **E.** Les polynucléaires neutrophiles agissent par phagocytose

30. Concernant les signes cliniques de la réaction inflammatoire, vous retenez comme exact :
☐ **A.** Pâleur
☐ **B.** Chaleur
☐ **C.** Tuméfaction
☐ **D.** Douleur
☐ **E.** Prurit

31. Concernant les propositions suivantes, vous retenez comme exact :
☐ **A.** L'acide acétylsalicylique est un antiagrégant plaquettaire
☐ **B.** La vitamine K1 est un thrombolytique
☐ **C.** L'héparine est un anticoagulant d'action immédiate
☐ **D.** L'urokinase est un antifibrinolytique
☐ **E.** La Dicynone® est un hémostatique

32. Concernant les propriétés de l'acide acétylsalicylique, vous retenez comme exact :

☐ **A.** Action antalgique
☐ **B.** Action anti-inflammatoire
☐ **C.** Action hémostatique
☐ **D.** Action antipyrétique
☐ **E.** Action antifungique

33. Concernant les unités utilisées pour l'expression de la posologie médicamenteuse, vous retenez comme exact :

☐ **A.** 1 milligramme = 10^{-4} gramme
☐ **B.** 1 gamma = 10^{-3} gramme
☐ **C.** 1 microgramme = 10^{-6} gramme
☐ **D.** 1 centigramme = 10 milligrammes
☐ **E.** 1 nanogramme = 10^{-9} gramme

34. Concernant la conduite à tenir en cas d'accident d'exposition au sang par effraction cutanée, vous retenez comme exact :

☐ **A.** Faire saigner la plaie
☐ **B.** Laver la zone cutanée avec de l'eau et du savon
☐ **C.** Tremper la zone cutanée dans du Dakin® pendant au moins 5 minutes
☐ **D.** Consulter le médecin référent des AES
☐ **E.** Débuter un traitement prophylactique

35. Concernant les actes infirmiers relevant du rôle sur prescription médicale, vous retenez comme exact :

☐ **A.** Le recueil aseptique des urines
☐ **B.** La pose d'une sonde à oxygène
☐ **C.** Les soins et la surveillance de patients placés en milieu stérile
☐ **D.** L'irrigation de l'œil et l'instillation de collyres
☐ **E.** La participation au traitement de l'hyperthermie et l'hypothermie

36. Concernant les actes infirmiers dans le cadre du rôle propre, vous retenez comme exact :

☐ **A.** La surveillance de l'élimination intestinale et urinaire
☐ **B.** La prévention et les soins d'escarres
☐ **C.** L'utilisation d'un défibrillateur semi-automatique et sa surveillance
☐ **D.** La pose de bandage de contention
☐ **E.** Les soins et la surveillance d'une plastie

37. Concernant le calcium, vous retenez comme exact :

☐ **A.** Les produits laitiers représentent la principale source de calcium
☐ **B.** Plus un fromage est humide, plus il est riche en calcium
☐ **C.** La vitamine D permet l'absorption intestinale du calcium
☐ **D.** Le taux de fixation osseuse du calcium est moins élevé entre 12 et 16 ans qu'entre 0 et 1 an
☐ **E.** Le calcium intervient uniquement dans la minéralisation osseuse

38. Concernant les méthodes de conservation des aliments, vous retenez comme exact :

☐ **A.** La pasteurisation soumet les aliments à une température supérieure à 100 °C

☐ **B.** La congélation ralentit ou arrête l'activité microbienne

☐ **C.** La surgélation consiste à abaisser rapidement en tous points la température d'un aliment à une température inférieure à – 18 °C

☐ **D.** La surgélation détruit les micro-organismes éventuellement présents sur un aliment

☐ **E.** Le conditionnement sous vide inhibe la flore anaérobie d'altération et les réactions d'oxygénation

39. Concernant le contrôle ultime prétransfusionnel, vous retenez comme exact :

☐ **A.** Il comporte un contrôle ultime de concordance et un contrôle ultime de compatibilité

☐ **B.** Le contrôle ultime de concordance vérifie la conformité au protocole transfusionnel

☐ **C.** Le contrôle ultime de compatibilité peut se faire en salle de soins

☐ **D.** Le dispositif de contrôle ultime de compatibilité doit comporter l'identité du prescripteur

☐ **E.** Le dispositif de contrôle ultime de compatibilité doit comporter l'identification du concentré globulaire

40. Concernant la loi n° 2005-370 du 22 avril 2005 relative aux droits des malades et à la fin de vie, vous retenez comme exact :

☐ **A.** Toute personne prend, avec le professionnel de santé et compte tenu des informations et des préconisations qu'il lui fournit, les décisions concernant sa santé

☐ **B.** Le médecin doit respecter la volonté de la personne après l'avoir informée des conséquences de ses choix

☐ **C.** Si la volonté de la personne de refuser ou d'interrompre tout traitement met sa vie en danger, le médecin ne peut aller à l'encontre de sa décision

☐ **D.** Aucun acte médical ni aucun traitement ne peut être pratiqué sans le consentement libre et éclairé de la personne

☐ **E.** Le consentement du mineur ou du majeur sous tutelle doit être systématiquement recherché s'il est apte à exprimer sa volonté et à participer à la décision

QROC

QUESTION 1

Nommez l'expression des caractères déterminés par les gènes.

QUESTION 2

Citez les 4 bases de l'ADN.

QUESTION 3

Citez l'organe qui assure la coordination des mouvements.

QUESTION 4

Citez le pourcentage d'O_2 contenu dans l'air ambiant.

QUESTION 5

Citez 4 types d'éléments éliminés dans les urines.

QUESTION 6

Pour la prescription médicale suivante :

- plaie post-opératoire à nettoyer avec Hibiscrub® à diluer au 1/10e avec de l'eau stérile pour obtenir 15 cL de solution détergente ;
- présentation du produit : Hibiscrub® flacon de 125 mL.
  - **a.** Calculez la quantité de produit pur à prélever.
  - **b.** Calculez la quantité de diluant.

QUESTION 7

Pour la prescription médicamenteuse suivante chez un enfant de 2000 grammes, calculez la dose à administrer et le volume à injecter. Posez vos calculs.

- EPO 250 UI/kg 1 × en sous-cutané.
- Produit : Eprex® seringue préremplie 2000 UI/0,5 mL.

QUESTION 8

Citez 4 vérifications à effectuer par l'infirmier(e) avant de distribuer un médicament à un patient.

QUESTION 9

Dans le cadre de la prise en charge de la douleur et dans la conformité à l'article L. 1112-4 du Code de la santé publique, citez l'instance collégiale instituée au sein des établissements publics de santé.

QUESTION 10

Citez 4 nutriments contenus dans les féculents.

CORRIGÉ

QCM

1. B	**11.** B, C, E	**21.** A, B, C, D	**31.** A, C, E
2. B	**12.** A, C, D	**22.** B, E	**32.** A, B, D
3. B	**13.** A, B, E	**23.** A, B, C, E	**33.** C, D, E
4. B	**14.** A, C, E	**24.** A, E	**34.** B, C, D
5. A	**15.** B, D, E	**25.** B, C	**35.** A, B, E
6. C	**16.** A, C, D, E	**26.** B, C, E	**36.** A, B, C
7. A	**17.** B, D, E	**27.** A, C	**37.** A, C
8. B, D, E	**18.** A, B, C, E	**28.** A, B, E	**38.** B, C
9. A, C	**19.** A, B, C, D	**29.** A, C, D, E	**39.** A, B, E
10. A, E	**20.** B, D	**30.** B, C, D	**40.** A, B, D, E

QROC

QUESTION 1

Le phénotype.

QUESTION 2

- Adénosine.
- Cytosine.
- Thymidine.
- Guanine.

QUESTION 3

Le cervelet.

QUESTION 4

21 %.

QUESTION 5

- L'urée.
- L'ammoniac.
- L'acide urique.
- L'urobilirubine.
- Les électrolytes.
- L'eau.

QUESTION 6

a. 10 mL de solution = 1 mL d'Hibiscrub®
150 mL de solution = 150/10 = 15 mL d'Hibiscrub® pur
b. 15 cL = 150 mL de solution moins 15 mL d'Hibiscrub® = 135 mL d'eau stérile

QUESTION 7

- Dose : 500 UI.
- Volume : 0,125 mL.

QUESTION 8

- Prescription médicale, date et signée.
- Identité du patient.
- Nom du médicament, date de péremption.
- Voie d'administration.
- Horaires et fréquence de distribution.

QUESTION 9

Comité de lutte contre la douleur.

QUESTION 10

- Glucides complexes amidon.
- Protéines végétales.
- Vitamine groupe B.
- Minéraux.
- Fibres.

CHAPITRE 11

Sujet corrigé : Rennes (2014)

QCM

Questions à choix simple

1. La principale substance digestive sécrétée par l'estomac est :

☐ **A.** La chymotrypsine
☐ **B.** La peptidase
☐ **C.** La ptyaline
☐ **D.** L'acide chlorhydrique
☐ **E.** L'amylase

2. Indiquez en mL la quantité à préparer pour une injection IM de 30 mg de gentamicine (une ampoule de 2mL = 40 mg) :

☐ **A.** 0,7 mL
☐ **B.** 1 mL
☐ **C.** 2 mL
☐ **D.** 2,5 mL
☐ **E.** 1,5 mL

3. L'artère pulmonaire :

☐ **A.** Arrive à l'oreillette droite
☐ **B.** Arrive à l'oreillette gauche
☐ **C.** Arrive au ventricule droit
☐ **D.** Quitte le ventricule droit
☐ **E.** Quitte le ventricule gauche

4. Au cours de la grossesse, la mère peut transmettre au fœtus les maladies infectieuses sauf une, laquelle ?

☐ **A.** Les oreillons
☐ **B.** La rougeole
☐ **C.** La rubéole
☐ **D.** La coqueluche
☐ **E.** La varicelle

5. L'agent responsable de la gale est :

☐ **A.** Le streptocoque hémolytique
☐ **B.** Le *Candida albicans*
☐ **C.** Le staphylocoque
☐ **D.** Le sarcopte
☐ **E.** L'*Escherichia coli*

6. Dans le calendrier vaccinal simplifié de 2013, la vaccination obligatoire protège contre :

- ☐ **A.** La tuberculose
- ☐ **B.** La coqueluche
- ☐ **C.** L'*Haemophilus influenzae* B
- ☐ **D.** La diphtérie
- ☐ **E.** L'hépatite B

7. L'hypermétropie est :

- ☐ **A.** Un défaut de courbure du cristallin
- ☐ **B.** Une incapacité de voir nettement de près
- ☐ **C.** Une incapacité de voir certaines couleurs
- ☐ **D.** Un manque de coordination des muscles de l'œil
- ☐ **E.** Une incapacité de voir nettement de loin

8. L'utilisation du stérilet, comme moyen de contraception, est possible :

- ☐ **A.** Uniquement chez les femmes ayant déjà eu des enfants
- ☐ **B.** Immédiatement après l'accouchement
- ☐ **C.** Chez les femmes présentant une endométriose
- ☐ **D.** Chez toutes les femmes en âge de procréer
- ☐ **E.** En cas de règles douloureuses

9. Les mouvements oculaires rapides caractérisent :

- ☐ **A.** Le sommeil lent
- ☐ **B.** Le sommeil paradoxal
- ☐ **C.** L'état de somnolence
- ☐ **D.** Le sommeil rapide
- ☐ **E.** Les cauchemars

10. La synapse est :

- ☐ **A.** Le prolongement du neurone
- ☐ **B.** Le corps du neurone
- ☐ **C.** Une racine nerveuse
- ☐ **D.** Un neurone intercalaire
- ☐ **E.** L'articulation entre deux neurones

11. En référence au Code de la santé publique, section I, relatif aux actes professionnels infirmiers, ceux concernant les enfants à l'article 4311-13 sont :

- ☐ **A.** Le prélèvement de sang par ponction capillaire
- ☐ **B.** La pose de sonde gastrique
- ☐ **C.** La ventilation manuelle au masque
- ☐ **D.** Le suivi de l'enfant dans son développement et milieu de vie
- ☐ **E.** Le dépistage et évaluation des risques de maltraitance

12. Dans les poumons et dans toutes les membranes cellulaires, l'échange gazeux repose sur :

- ☐ **A.** Le transport actif
- ☐ **B.** La diffusion
- ☐ **C.** La filtration
- ☐ **D.** L'osmose
- ☐ **E.** Aucune de ces réponses

13. Le lait pasteurisé est :

☐ **A.** Un lait conditionné en brique
☐ **B.** Un lait cru écrémé
☐ **C.** Un lait débarrassé de toute bactérie
☐ **D.** Un lait de longue conservation
☐ **E.** Un lait chauffé à 76° pendant quelques minutes

14. L'histologie :

☐ **A.** Est l'étude des cellules
☐ **B.** Est l'étude des tissus
☐ **C.** Est la science des êtres vivants
☐ **D.** Est l'étude des gènes
☐ **E.** Est la science de la division cellulaire

15. L'un des centres de la régulation hormonale est :

☐ **A.** L'hypophyse
☐ **B.** L'hypothalamus
☐ **C.** Le *locus niger*
☐ **D.** Le cortex pariétal ascendant
☐ **E.** Le stratum

16. Des saignements survenant en dehors des règles sont :

☐ **A.** Des blennorragies
☐ **B.** Des aménorrhées
☐ **C.** Des ménorragies
☐ **D.** Des ménométrorragies
☐ **E.** Des métrorragies

17. Un gramme de glucides apporte :

☐ **A.** 2 kcal
☐ **B.** 9 kcal
☐ **C.** 12 kcal
☐ **D.** 4 kcal
☐ **E.** 6 kcal

18. L'indice de masse corporelle :

☐ **A.** Se calcule en divisant le poids au carré par la taille
☐ **B.** Prend en compte le tour de poitrine, le tour de taille et de hanches
☐ **C.** Prend en compte l'évolution graduée du poids sur 2 ans
☐ **D.** Tient compte de la masse musculaire
☐ **E.** Permet d'évaluer le risque de maladies liées à un excès ou à une insuffisance de poids

19. En éducation thérapeutique du patient, le terme « *empowerment* » est utilisé pour définir/qualifier :

☐ **A.** L'observance par le patient du traitement prescrit
☐ **B.** La capacité du patient à mobiliser les ressources nécessaires pour se sentir en contrôle de sa propre vie
☐ **C.** L'analyse des constats réalisés en équipe pluriprofessionnelle concernant l'évolution de la maladie du patient

☐ **D.** L'expression que le patient donne de son vécu/ressenti

☐ **E.** L'aménagement d'un environnement favorable entre soignants et patient

20. Une maladie autosomique récessive atteint :

☐ **A.** Un enfant sur deux du couple

☐ **B.** Tous les enfants de sexe féminin

☐ **C.** Tous les enfants du couple

☐ **D.** Tous les enfants de sexe masculin

☐ **E.** Un enfant sur quatre

21. Parmi les nerfs suivants, lequel n'est pas un nerf crânien ?

☐ **A.** Le circonflexe

☐ **B.** Le facial

☐ **C.** L'optique

☐ **D.** Le trijumeau

☐ **E.** Le pathétique

22. Parmi cette liste, quel événement indésirable ne fait pas l'objet d'une déclaration obligatoire ?

☐ **A.** Les actes de malveillance au sein de l'établissement

☐ **B.** La fugue d'un patient admis en soins psychiatriques sans consentement

☐ **C.** Les conflits sociaux ou menaces de conflits sociaux

☐ **D.** Les suicides et les tentatives de suicide

☐ **E.** Les décès de personnes prises en charge consécutifs à un défaut de surveillance ou de prise en charge

23. La désinfection hygiénique des mains par friction comporte :

☐ **A.** Un lavage simple des mains au préalable

☐ **B.** Une dose d'au moins 6 mL de solution hydro-alcoolique

☐ **C.** L'usage d'un essuie-mains à usage unique

☐ **D.** Un temps de friction de 30 secondes

☐ **E.** Un passage sur les avant-bras

24. Dans le cadre de son rôle propre, l'infirmier est habilité à accomplir l'acte professionnel suivant :

☐ **A.** La réalisation d'un tubertest

☐ **B.** La réalisation d'un aérosol médicamenteux

☐ **C.** L'administration des médicaments par voie orale

☐ **D.** Le traitement de parasitoses externes

☐ **E.** La ventilation manuelle instrumentale par masque

25. En référence à la loi du 4 mars 2002 sur les droits du patient, la personne de confiance est :

☐ **A.** Désignée obligatoirement par le patient

☐ **B.** Nécessairement une personne majeure

☐ **C.** Habilitée à consulter le dossier médical du patient

☐ **D.** Désignée de manière irrévocable

☐ **E.** Désignée par une personne mineure

Questions à choix multiple

26. Les principaux signes cliniques de l'hypothyroïdie sont :

☐ **A.** Une fatigue
☐ **B.** Une prise de poids
☐ **C.** De la frilosité
☐ **D.** Un myxœdème
☐ **E.** Des troubles du sommeil

27. Le plan AVC 2010–2014 prévoit dans ses mesures de :

☐ **A.** Mettre en œuvre un programme pluriannuel de prévention cardio-vasculaire en direction des assurés sociaux
☐ **B.** Former les collégiens et lycéens à la reconnaissance des premiers signes d'un AVC et à la conduite à tenir
☐ **C.** Former les aidants familiaux sur l'AVC et à l'accompagnement du handicap
☐ **D.** Créer un observatoire régional de veille et surveillance de l'AVC
☐ **E.** Doter les établissements hospitaliers de services de télémédecine

28. On retrouve de la vitamine D dans :

☐ **A.** Les abats
☐ **B.** Les poissons maigres
☐ **C.** Les huiles végétales
☐ **D.** La crème fraîche
☐ **E.** Les céréales

29. Les origines des agglutinines irrégulières sont :

☐ **A.** Les transfusions antérieures
☐ **B.** La grossesse
☐ **C.** La transplantation d'organe ou de tissus
☐ **D.** Une maladie auto-immune
☐ **E.** Une greffe de moelle osseuse

30. Citez les effets indésirables du paracétamol :

☐ **A.** Une diminution des taux de transaminases hépatiques
☐ **B.** Une hypertension
☐ **C.** Une bradycardie
☐ **D.** Un prurit
☐ **E.** Une thrombopénie

31. Les muscles de l'épaule sont :

☐ **A.** Le transverse
☐ **B.** Le trapèze
☐ **C.** Le deltoïde
☐ **D.** Le grand dentelé
☐ **E.** Le biceps brachial

32. Les principaux indicateurs de la démographie sont :

☐ **A.** Le taux de natalité
☐ **B.** Le taux de fécondité
☐ **C.** Le taux de décès

☐ **D.** Le nombre annuel de mariages
☐ **E.** La pyramide des âges

33. La division cellulaire comporte les phases suivantes :
☐ **A.** La prophase
☐ **B.** La métaphase
☐ **C.** L'anaphase
☐ **D.** L'interphase
☐ **E.** La télophase

34. L'ovaire sécrète les hormones suivantes :
☐ **A.** L'œstrogène
☐ **B.** La progestérone
☐ **C.** La testostérone
☐ **D.** L'androgène
☐ **E.** L'ocytocine

35. Selon les dernières recommandations d'octobre 2010 pour la réanimation cardiopulmonaire (RCP), les actes suivants sont nécessaires :
☐ **A.** Une alternance compression thoracique/ventilation de 30/2
☐ **B.** La prise du pouls carotidien avant de débuter la RCP
☐ **C.** Le démarrage de la RCP par deux insufflations
☐ **D.** Le moins d'interruptions possible des compressions thoraciques
☐ **E.** Un rythme de compression identique pour un adulte et pour un enfant

36. Le liquide lymphatique :
☐ **A.** A pour synonyme lymphe
☐ **B.** Est formé à partir du liquide sanguin
☐ **C.** A un débit journalier de 2 à 4 litres
☐ **D.** Transporte une partie des déchets métaboliques
☐ **E.** Transporte les protéines digérées après un repas

37. Les lois de l'hérédité :
☐ **A.** Chaque individu possède 23 paires de chromosomes
☐ **B.** Chaque chromosome est constitué de milliers de gènes
☐ **C.** Chaque chromosome assure la transmission d'un caractère particulier
☐ **D.** Chaque chromosome est messager de l'hérédité
☐ **E.** Chaque gène assure la transmission d'un caractère particulier

38. Les précautions d'hygiène nécessaires à appliquer pour prendre soin d'un patient atteint d'un sida déclaré sont :
☐ **A.** Transport de linge et de matériels souillés dans des emballages étanches et fermés
☐ **B.** Port de gants quand risque de contact avec des liquides biologiques
☐ **C.** Port de surblouse, lunettes et masques pour tous types de soins
☐ **D.** Lavage chirurgical des mains avant le soin
☐ **E.** Évacuation des piquants-tranchants dans les containers spécifiques

39. Les composants de la cellule sont :
☐ **A.** Le cytoplasme
☐ **B.** La membrane

- [ ] **C.** L'épithélium
- [ ] **D.** Le noyau
- [ ] **E.** La mitochondrie

40. La surveillance des suites de couches normales porte sur :

- [ ] **A.** L'aspect et le volume des lochies
- [ ] **B.** L'involution utérine
- [ ] **C.** La surveillance des membres inférieurs
- [ ] **D.** La température
- [ ] **E.** La diurèse

QROC

QUESTION 1

Mathieu, 3 ans, présente des troubles épileptiques et est mis sous Dépakine® avec une prescription de 30 mg/kg par jour en 2 prises.
Sachant qu'une graduation correspond à 25 mg de Dépakine® et que Mathieu pèse 14 kg, combien de graduations sont administrées à Mathieu par jour et par prise ?

QUESTION 2

Quels sont les signes évocateurs d'un infarctus du myocarde ?

QUESTION 3

Citez quatre moyens de prévention des infections nosocomiales.

QUESTION 4

Citez les principaux signes évocateurs et les mesures préventives d'une incompatibilité ABO.

QUESTION 5

Décrivez la conduite à tenir en tant qu'infirmier(e) devant un patient bénéficiant d'une analgésie postopératoire par morphine en mode PCA et présentant au moment de votre surveillance une bradypnée.

QUESTION 6

Vous êtes infirmier(e) dans un service d'urgences. Vous recevez un mineur victime d'un accident de la voie publique, pour lequel le médecin a décidé d'une intervention chirurgicale en urgence.
Quelle formalité administrative devez-vous effectuer ?

QUESTION 7

La famille d'une personne chez qui le diagnostic de maladie d'Alzheimer vient d'être confirmé vous interroge sur les différentes possibilités d'accueil et d'hébergement.
Citez deux structures et leurs caractéristiques.

QUESTION 8

Citez les modes de contamination de l'hépatite B.

QUESTION 9

Définissez secret professionnel et discrétion professionnelle.

QUESTION 10

Citez deux objectifs de l'utilisation d'une hotte à flux laminaire lors d'une préparation d'une chimiothérapie anticancéreuse.

CORRIGÉ

QCM

1. D	**11.** D	**21.** A	**31.** B, C, D, E
2. E	**12.** B	**22.** B	**32.** A, B
3. D	**13.** E	**23.** D	**33.** A, B, C, D, E
4. C	**14.** B	**24.** E	**34.** A, B
5. D	**15.** A	**25.** B	**35.** A, D, E
6. D	**16.** E	**26.** A, B, C, D, E	**36.** A, C, D, E
7. B	**17.** D	**27.** A, B, C	**37.** A, B, D, E
8. D	**18.** E	**28.** A, C	**38.** A, B
9. B	**19.** B	**29.** A, B, C, D	**39.** A, B, D, E
10. E	**20.** E	**30.** D, E	**40.** A, B, C, D

QROC

QUESTION 1

420/2 = 210 mg par prise.
210/25 = 8,4 graduations.

QUESTION 2

- Douleur serrant fortement la poitrine.
- Irradiation possible dans la mâchoire ou le bras.
- Parfois accompagnée d'essoufflement, nausées, pâleur, sueurs, angoisse, etc.

QUESTION 3

- Le lavage des mains/SHA.
- La formation et l'information du personnel.
- Les procédures, les guides de bonne pratique en hygiène.
- Le respect des circuits (propre/sale).
- CREX, EI.
- Utilisation de gants.

QUESTION 4

Principaux signes :

- malaise général, sensation de mort imminente ;
- douleurs lombaires bilatérales ;
- oppression thoracique ;
- collapsus cardiovasculaire.

Mesures de prévention :

- vérifier l'identité du receveur, la conformité de l'identité (sur PSL, documents, carte groupe), la qualité du PSL (prescription) ;
- contrôle ultime au lit du patient entre les réactions d'agglutination des GR que l'on souhaite transfuser et celles du patient.

QUESTION 5

- Évaluation de la sédation, des paramètres ventilatoires cliniques et paracliniques et des paramètres généraux.
- Arrêt PCA.
- Stimuler le patient.
- Administrer de l'oxygène à 3L/min.
- Appliquer le protocole de naloxone.
- Appel du médecin.
- Surveiller la reprise d'une respiration normale (FR > 10)

QUESTION 6

Autorisation de soins signée des parents ou du représentant légal.

QUESTION 7

- L'Établissement d'hébergement pour personnes âgées dépendantes (EHPAD) : structure médicalisée ayant vocation à accueillir des personnes âgées dépendantes de plus de 60 ans.
- L'Unité de soins de longue durée (USLD) : structure médicalisée, relevant du secteur hospitalier, ayant vocation à accueillir les personnes âgées les plus dépendantes et dont l'état de santé nécessite une surveillance médicale continue et des soins importants.
- La Maison d'accueil pour personnes âgées dépendantes (MAPAD) : structure implantée dans les centres-villes, ayant vocation à accueillir en priorité des personnes âgées ayant besoin d'assistance permanente et de personnel spécialisé pour les accompagner dans les gestes de la vie quotidienne (aide à la toilette, à l'habillage, etc.).
- L'Unité de soins spécifiques Alzheimer ou CANTOU (Centre d'activités naturelles tirées d'occupations utiles).

QUESTION 8

- Transmission sexuelle.
- Transmission par le sang contaminé.
- Piqûre accidentelle ou injection avec du matériel contaminé.
- Par les excrétas : selles, urines, salive, larmes contaminées.

QUESTION 9

- Discrétion professionnelle : obligation statutaire du professionnel à l'égard du public qui concerne toutes les conditions de fonctionnement et d'organisation de l'établissement, les membres du personnel et la qualité des prestations apportées.
- Secret professionnel : obligation juridique relevant de la juridiction pénale, concernant la maladie, le patient, le diagnostic, le traitement, la vie privée, les confidences du patient et toutes les informations recueillies par le personnel.

QUESTION 10

- Protéger le produit d'une contamination microbienne en travaillant dans une atmosphère pure (flux ayant pour but de filtrer l'air ambiant).
- Protéger l'IDE des risques liés à la projection et à l'utilisation des produits cytotoxiques.

CHAPITRE 12

Sujet corrigé : Dijon (2013)

QCM

Questions à complément simple

1. Toutes les cellules de l'organisme meurent et se reproduisent.

- ☐ **A.** Vrai
- ☐ **B.** Faux

2. L'insuline, hormone hypoglycémiante, favorise :

- ☐ **A.** La glycogénolyse
- ☐ **B.** La néoglycogenèse
- ☐ **C.** La glycolyse

3. L'œil se comporte comme un système optique formé d'une lentille convergente : l'iris.

- ☐ **A.** Vrai
- ☐ **B.** Faux

4. Dans l'oreille moyenne, on distingue parmi les osselets :

- ☐ **A.** Le marteau, articulé au tympan par son manche
- ☐ **B.** L'étrier, os central
- ☐ **C.** L'enclume, articulée à la fenêtre ovale par sa base

5. La durée moyenne d'un cycle du sommeil chez l'adulte est de :

- ☐ **A.** 30 minutes
- ☐ **B.** 50 minutes
- ☐ **C.** 1 heure 30
- ☐ **D.** 3 heures
- ☐ **E.** 5 heures

6. La membrane tympanique assure la transmission des ondes sonores de l'oreille moyenne à l'oreille externe.

- ☐ **A.** Vrai
- ☐ **B.** Faux

7. Un mouvement en abduction est un mouvement qui :

- ☐ **A.** Approche un membre du plan médian du corps
- ☐ **B.** Fait exécuter au membre une rotation de dehors en dedans
- ☐ **C.** Fait exécuter au membre une rotation de dedans en dehors
- ☐ **D.** Écarte un membre de l'axe médian
- ☐ **E.** Aucune de ces propositions n'est vraie

8. Le cartilage de conjugaison est :

- ☐ **A.** Situé au niveau des épiphyses des os longs
- ☐ **B.** Une zone cartilagineuse
- ☐ **C.** Responsable de la croissance de l'os en longueur

9. Chez un sujet normal, deux bruits cardiaques sont entendus :
– le premier bruit correspond à la fermeture des valvules auriculo-ventriculaires en début de systole ;
– le second bruit correspond à la fermeture des valvules sigmoïdes pulmonaires et aortiques en début de diastole.

☐ **A.** Vrai
☐ **B.** Faux

10. Dans quelle cavité du cœur l'artère pulmonaire naît-elle ?

☐ **A.** L'oreillette droite
☐ **B.** L'oreillette gauche
☐ **C.** Le ventricule droit
☐ **D.** Le ventricule gauche
☐ **E.** Aucune des cavités indiquées

11. Le trou de Botal est une communication entre :

☐ **A.** Le ventricule droit – le ventricule gauche
☐ **B.** L'oreillette droite – le ventricule droit
☐ **C.** L'oreillette gauche – le ventricule gauche
☐ **D.** L'oreillette droite – l'oreillette gauche
☐ **E.** L'artère pulmonaire – l'aorte

12. Les fibres musculaires des voies aériennes, sous la dépendance du système nerveux végétatif, modifient le calibre des bronches.

☐ **A.** Vrai
☐ **B.** Faux

13. Les glucides sont stockés sous forme de glycogène par :

☐ **A.** Le pancréas
☐ **B.** Le foie
☐ **C.** La rate
☐ **D.** Les surrénales
☐ **E.** Le duodénum

14. Par convention, quand commence le cycle menstruel ?

☐ **A.** Le dernier jour des règles
☐ **B.** Le jour de l'ovulation
☐ **C.** Le premier jour des règles
☐ **D.** Lors de l'élévation du taux de FSH
☐ **E.** Lors de la chute de LH

15. Le cordon ombilical contient :

☐ **A.** Une veine et deux artères
☐ **B.** Une artère et deux veines
☐ **C.** Deux veines et deux artères
☐ **D.** Deux veines et trois artères

16. Le chlorure de sodium isotonique a une concentration de :

☐ **A.** 5 %
☐ **B.** 8,5 %

☐ **C.** 9 %
☐ **D.** 9 ‰
☐ **E.** 14 ‰

17. Un receveur O peut recevoir :
☐ **A.** D'un donneur A
☐ **B.** D'un donneur B
☐ **C.** D'un donneur O
☐ **D.** D'un donneur AB

18. Laquelle des réponses proposées est inexacte ? Le risque de primo-infection maternelle par la toxoplasmose est majoré par :
☐ **A.** La consommation de viande mal cuite
☐ **B.** Une mauvaise hygiène des mains et des instruments de cuisine
☐ **C.** La consommation de crudités mal lavées
☐ **D.** La présence d'un chat à domicile
☐ **E.** La consommation de lait cru

19. Après la fin d'une transfusion, les poches vides sont :
☐ **A.** Jetées immédiatement selon les procédures en vigueur
☐ **B.** Conservées au moins 24 heures
☐ **C.** Conservées au moins 2 heures

20. En France, l'interruption volontaire de grossesse doit légalement se pratiquer dans les :
☐ **A.** Six semaines d'aménorrhée
☐ **B.** Huit semaines d'aménorrhée
☐ **C.** Dix semaines d'aménorrhée
☐ **D.** Douze semaines d'aménorrhée
☐ **E.** Quatorze semaines d'aménorrhée

21. Le ticket modérateur représente :
☐ **A.** Le montant remboursé par la Sécurité sociale
☐ **B.** Les frais restants à la charge de l'assuré
☐ **C.** Les frais restants à la charge de l'ayant droit
☐ **D.** La participation tarifaire de l'hôpital

Questions à compléments multiples

22. Les critères de l'hérédité autosomique récessive sont :
☐ **A.** Une atteinte des deux sexes
☐ **B.** Des parents qui n'ont pas de symptômes
☐ **C.** Un des parents est atteint
☐ **D.** Un quart de la fratrie est atteint
☐ **E.** Une descendance normale

23. Le caryotype humain normal comporte :
☐ **A.** 42 chromosomes + XX
☐ **B.** 44 chromosomes + XX

☐ **C.** 44 chromosomes + XY
☐ **D.** 46 chromosomes + XY
☐ **E.** 46 chromosomes + XX

24. Comment nomme-t-on les prolongements d'un neurone ?
☐ **A.** La synapse
☐ **B.** L'axone
☐ **C.** La myéline
☐ **D.** L'arachnoïde
☐ **E.** Les dendrites

25. Le cervelet est un organe régulateur qui intervient dans :
☐ **A.** La coordination des mouvements involontaires
☐ **B.** Le contrôle du tonus musculaire
☐ **C.** L'équilibre statique et dynamique du corps

26. Les bourgeons gustatifs peuvent capter quatre saveurs. Il s'agit :
☐ **A.** Du salé au niveau de la pointe de la langue
☐ **B.** Du sucré au niveau des bords latéraux de la langue
☐ **C.** De l'amer au niveau de la surface du dos de la langue
☐ **D.** De l'acide au niveau de la pointe de la langue

27. Le liquide céphalorachidien :
☐ **A.** Circule dans les cavités du système nerveux central
☐ **B.** Remplit l'espace sous-arachnoïdien
☐ **C.** A un rôle mécanique de protection et de soutien du tissu nerveux
☐ **D.** Est un liquide de couleur jaune
☐ **E.** Est sécrété par les plexus choroïdes

28. Les plaquettes appartiennent au tissu myéloïde :
☐ **A.** Elles ont une durée de vie de 10 jours
☐ **B.** Elles sont détruites par le foie
☐ **C.** Elles sont au nombre de 100 000/mm^3
☐ **D.** Elles ont un rôle majeur dans la coagulation du sang

29. En physiologie respiratoire, la capacité vitale comprend :
☐ **A.** Le volume courant
☐ **B.** Le volume de réserve expiratoire
☐ **C.** L'espace mort ou volume d'air présent dans l'appareil respiratoire
☐ **D.** Le volume de réserve inspiratoire
☐ **E.** Le volume résiduel

30. Les voies aériennes supérieures comprennent :
☐ **A.** Les fosses nasales, dont les orifices antérieurs sont les narines
☐ **B.** Le pharynx, qui fait communiquer les fosses nasales et le larynx
☐ **C.** L'œsophage, qui fait communiquer le larynx et la trachée
☐ **D.** La trachée, qui fait suite au larynx
☐ **E.** Les bronchioles, conduits terminaux de l'arbre bronchique

31. L'urine normale contient :

- ☐ **A.** Des protéines
- ☐ **B.** Du sodium
- ☐ **C.** De l'urée
- ☐ **D.** Des bicarbonates
- ☐ **E.** De l'hémoglobine

32. Les reins sécrètent :

- ☐ **A.** La rénine
- ☐ **B.** L'érythropoïétine
- ☐ **C.** La forme active de la vitamine D
- ☐ **D.** Les prostaglandines
- ☐ **E.** Du glucose

33. Indiquez pour chaque vitamine sa fonction.

A. Vitamine A 2 **B.** Vitamine D 1 **C.** Vitamine E 3 **D.** Vitamine K 5 **E.** Vitamines 4 du groupe B	**1.** Intervient de façon majeure dans le métabolisme phosphocalcique **2.** Participe à la vision normale **3.** Favorise la formation des membranes cellulaires **4.** Interviennent dans le métabolisme des protides, lipides, glucides **5.** A une participation majeure dans la coagulation sanguine

34. Quelles sont les maladies dues à un virus ?

- ☐ **A.** La rougeole
- ☐ **B.** La diphtérie
- ☐ **C.** La varicelle
- ☐ **D.** Les oreillons
- ☐ **E.** La coqueluche

35. Le virus de l'hépatite B se transmet :

- ☐ **A.** Via l'utilisation de matériel infecté (tatouage, transfusion, etc.)
- ☐ **B.** Par la transfusion sanguine
- ☐ **C.** Lors de rapports sexuels non protégés
- ☐ **D.** De la mère à l'enfant pendant la grossesse

36. La puberté se caractérise par :

- ☐ **A.** L'apparition de la pilosité pubienne
- ☐ **B.** L'apparition des premières règles
- ☐ **C.** L'augmentation du taux des hormones hypophysaires
- ☐ **D.** L'augmentation de la masse lipidique
- ☐ **E.** La déminéralisation du squelette

37. Concernant la varicelle, vous retenez comme exact :

- ☐ **A.** A une incubation de 14 jours
- ☐ **B.** S'exprime par une éruption vésiculaire
- ☐ **C.** S'exprime par des poussées successives
- ☐ **D.** Entraîne des desquamations
- ☐ **E.** Est grave pour les sujets traités aux corticoïdes

38. La toxémie gravidique se caractérise par :

- ☐ **A.** Hypertension artérielle
- ☐ **B.** Dysurie
- ☐ **C.** Albuminurie
- ☐ **D.** Glycosurie
- ☐ **E.** Œdèmes

39. L'Ordre national des infirmiers :

- ☐ **A.** A été créé par la loi du 21 décembre 2006
- ☐ **B.** Est structuré en deux niveaux
- ☐ **C.** Est un regroupement facultatif de professionnels
- ☐ **D.** A une capacité représentative
- ☐ **E.** Exerce un droit disciplinaire

40. Les solutés de perfusion sont administrés par :

- ☐ **A.** Voie parentérale
- ☐ **B.** Voie entérale
- ☐ **C.** Voie veineuse

Les solutés de perfusion :

- ☐ **D.** Sont stériles
- ☐ **E.** Sont à usage unique

QROC

QUESTION 1

Appareil génital féminin : les organes internes. Légendez le schéma suivant.

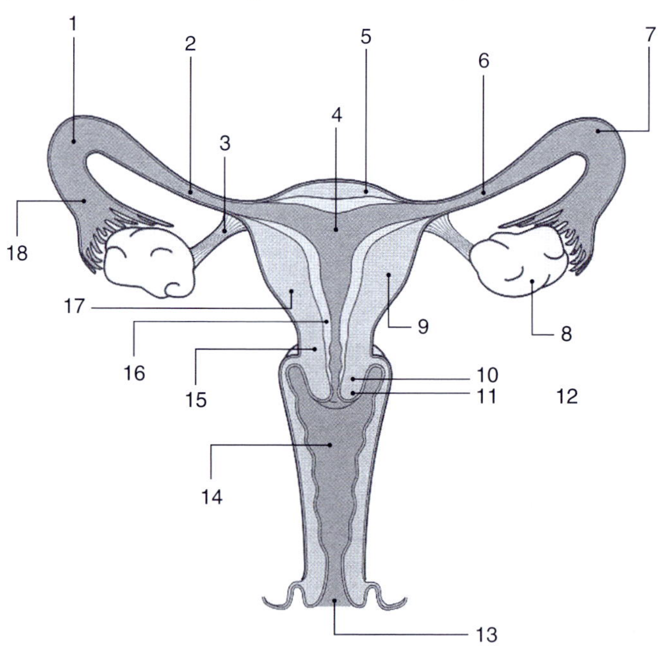

Figure 12.1

QUESTION 2

Un enfant pesant 30 kg reçoit un traitement antibiotique à la dose quotidienne de 50 mg/5 kg de poids. Le médicament est donné sous forme de comprimés dosés à 50 mg et conditionnés en tablettes de 20 comprimés.

a. Combien de comprimés l'enfant recevra-t-il par jour ?
b. Pendant combien de temps le traitement peut-il être assuré avec trois tablettes de comprimés ?

QUESTION 3

Vous devez préparer :
- 2 g de chlorure de sodium (ampoule de 10 mL dosée à 20 %) ;
- 0,25 g de chlorure de potassium (ampoule de 10 mL dosée à 10 %) ;
- 25 mg de Persantine® (ampoule de 2 mL contenant 10 mg) ;
- 0,30 g de Xylocaïne® (flacon de 20 mL à 0,5 %).

Indiquez en mL les quantités préparées pour chaque produit.
Faites apparaître vos calculs.

QUESTION 4

Une perfusion de 500 mL de soluté glucosé isotonique doit passer en 24 h, dont 150 mL pendant les 4 premières heures. Calculez le débit de cette perfusion pour les 4 premières heures et les heures suivantes.
Faites apparaître vos calculs.

QUESTION 5

De la crosse de l'aorte naissent :
- tronc artériel brachio céphalique
- artère carotide primitive gauche
- artère sous clavière gauche

QUESTIONS 6 ET 7

Vous êtes infirmier(e). Vous constatez un accident transfusionnel. Citez les trois principaux signes.
Quelle est la conduite à tenir ?
- ....
- ....
- ....
- ....
- ....
- ....

QUESTION 8

Quelles précautions indispensables doivent être respectées pour éviter les risques liés à une piqûre par aiguille souillée ?
- ....
- ....
- ....
- ....

QUESTION 9

Quelles vérifications effectue l'infirmier(e) ou la sage-femme avant de distribuer un médicament au patient ?

- ....
- ....
- ....
- ....
- ....
- ....

QUESTION 10

D'après l'article R. 4311-13 du décret n° 2004-802 du 23 juillet 2004 relatif aux parties IV et V (dispositions réglementaires) du Code de la santé publique et modifiant certaines dispositions de ce code, citer les actes concernant les enfants de la naissance à l'adolescence dispensés en priorité par un(e) infirmier(e) titulaire du diplôme d'État de puéricultrice et un(e) infirmier(e) en cours de formation préparant à ce diplôme :

1. ....

2. ....

3. ....

4. ....

5. ....

CORRIGÉ

QCM

1. B	**11.** D	**21.** B	**31.** B, C, D
2. C	**12.** A	**22.** A, D, B, E	**32.** A, B, C, D
3. B	**13.** B	**23.** B, C	**33.** A2, B1, C3, D5, E4
4. A	**14.** C	**24.** B, E	**34.** A, C, D
5. C	**15.** A	**25.** B, C	**35.** A, B, C
6. B	**16.** D	**26.** A, C	**36.** A, B, C
7. D	**17.** C	**27.** A, B, C, E	**37.** A, B, C, E
8. C	**18.** E	**28.** A, D	**38.** A, C, E
9. A	**19.** C	**29.** A, B, D	**39.** A, D, E
10. C	**20.** E	**30.** A, B, D	**40.** A, C, D, E

QROC

QUESTION 1

1. Cavité supérieure de l'ovaire ; **2.** Trompe utérine ; **3.** Ligament suspenseur de l'ovaire ; **4.** Cavité utérine ; **5.** Fond utérin ; **6.** Isthme de la trompe ; **7.** Ampoule ; **8.** Ovaire ; **9.** Corps de l'utérus ; **10.** Endocol ; **11.** Exocol ; **12.** Col de l'utérus ; **13.** Vulve ; **14.** Vagin ; **15.** Isthme de l'utérus ; **16.** Endomètre ; **17.** Myomètre ; **18.** Pavillon.

QUESTION 2

a. 6 comprimés.
b. 10 jours.

QUESTION 3

- Chlorure de sodium :

20 g ⇒ 100 mL
2 g ⇒ 200/20 = 10 mL

- Chlorure de potassium :

10 g ⇒ 100 mL
0,25 g ⇒ (100 × 0,25)/10 = 2,5 mL

- Persantine® :

2 mL ⇒ 10 mg
25 mg ⇒ (25 × 2)/10 = 5 mL

- Xylocaïne® :

0,5 g ⇒ 100 mL
0,30 g ⇒ (100 × 0,30)/0,5 = 60 mL

QUESTION 4

- Débit des 4 premières heures : 37,5 mL/h.
- Débit pour les heures suivantes : 17,5 mL/h.

QUESTION 5

De la crosse de l'aorte naissent :

- le tronc artériel brachio-céphalique ;
- l'artère carotide primitive gauche ;
- l'artère sous-clavière gauche.

QUESTIONS 6 ET 7

Principaux signes :

- fièvre ;
- frissons ;
- douleur lombaire ;
- gêne respiratoire ;
- éruption.

Conduite à tenir :

- arrêter la transfusion ;
- conserver la voie veineuse (sérum physiologique et nouvelle tubulure) ;
- prendre la pression artérielle ;

- prendre la température ;
- téléphoner au médecin ;
- conserver les poches au réfrigérateur + tubulure + carte de contrôle.

QUESTION 8

- Ne jamais recapuchonner une aiguille.
- Mettre dans un container spécial les aiguilles souillées.
- Utiliser des gants, surtout si connaissance de risque ou si érosion cutanée.
- Vaccination du personnel contre l'hépatite B.

QUESTION 9

- Prescription médicale datée et signée.
- Identité du patient et sa chambre.
- Nom du médicament, date de péremption.
- Dosage et posologie.
- Voie d'administration.
- Horaires et fréquence de la distribution.

QUESTION 10

1. Suivi de l'enfant dans son développement et son milieu de vie.
2. Surveillance du régime alimentaire du nourrisson.
3. Prévention et dépistage précoce des inadaptations et des handicaps.
4. Soins du nouveau-né en réanimation.
5. Installation, surveillance et sortie du nouveau-né placé en incubateur ou sous photothérapie.

CHAPITRE 13 Sujet corrigé : Grenoble (2013)

QCM

QCM à complément simple

1. Une ampoule de 20 mL de chlorure de sodium à 20 % contient :
- ☐ **A.** 4 g de chlorure de sodium
- ☐ **B.** 2 g de chlorure de sodium
- ☐ **C.** 100 mg de chlorure de sodium
- ☐ **D.** 200 mg de chlorure de sodium
- ☐ **E.** 2 000 mg de chlorure de sodium

2. La substance qui participe à la digestion des glucides est :
- ☐ **A.** La trypsine
- ☐ **B.** L'amylase
- ☐ **C.** La pepsine
- ☐ **D.** L'acide chlorhydrique
- ☐ **E.** L'acide formique

3. Les rayons lumineux convergent en avant de la rétine dans :
- ☐ **A.** La myopie
- ☐ **B.** L'astigmatisme
- ☐ **C.** La cataracte
- ☐ **D.** La presbytie
- ☐ **E.** L'hypermétropie

4. La ration journalière d'un adulte doit contenir :
- ☐ **A.** 15 % de protides
- ☐ **B.** 20 % de protides
- ☐ **C.** 25 % de protides
- ☐ **D.** 35 % de protides
- ☐ **E.** 45 % de protides

5. La FiO_2 (fraction en oxygène des gaz inspirés) de l'air ambiant est de :
- ☐ **A.** 10 %
- ☐ **B.** 80 %
- ☐ **C.** 21 %
- ☐ **D.** 35 %
- ☐ **E.** 41 %

6. Le sang des veines pulmonaires :
- ☐ **A.** Arrive à l'aorte
- ☐ **B.** Arrive à l'oreillette gauche

☐ **C.** Arrive à l'oreillette droite
☐ **D.** Sort du ventricule droit
☐ **E.** Sort de l'oreillette droite

7. Le sarcopte est un agent responsable :
☐ **A.** De la pédulose
☐ **B.** De la gale
☐ **C.** De l'eczéma
☐ **D.** De la furonculose
☐ **E.** Du Leiner-Moussous

8. Le cordon ombilical contient :
☐ **A.** Une artère et deux veines
☐ **B.** Une veine et deux artères
☐ **C.** Trois veines et deux artères
☐ **D.** Trois artères et deux veines
☐ **E.** Deux veines et deux artères

9. L'antagoniste de l'héparine est :
☐ **A.** PPSB (la proconvertine, la prothrombine, le facteur Stuart, le facteur antihémophilique B)
☐ **B.** La vitamine K
☐ **C.** Le sulfate de protamine
☐ **D.** Le glucagon
☐ **E.** Le salbutamol

10. Le cycle ovarien est sous la dépendance :
☐ **A.** Du thalamus
☐ **B.** De l'hypophyse
☐ **C.** De l'hypothalamus
☐ **D.** De la thyroïde
☐ **E.** Des surrénales

11. L'abduction consiste en :
☐ **A.** Un mouvement de rotation autour de l'articulation
☐ **B.** Un rapprochement de deux segments de membres
☐ **C.** Un mouvement où l'extrémité distale du membre mobilisé s'écarte du plan médian
☐ **D.** Un mouvement de rotation vers l'intérieur
☐ **E.** Un mouvement qui rapproche un segment de membre de l'axe du corps

12. Le processus physiologique qui permet la transformation, à l'intérieur des alvéoles pulmonaires, du sang veineux chargé de gaz carbonique en sang artériel chargé d'oxygène s'appelle :
☐ **A.** L'hémostase
☐ **B.** L'hypoxie
☐ **C.** L'hydroponie
☐ **D.** L'hématose
☐ **E.** L'hémolyse

13. Au niveau des méninges, la partie qui est en contact avec le cerveau et la moelle épinière s'appelle :

- ☐ **A.** La dure-mère
- ☐ **B.** La pie-mère
- ☐ **C.** L'arachnoïde
- ☐ **D.** Le périoste
- ☐ **E.** L'os crânien

14. La période nommée « complexe d'Œdipe », que l'enfant traverse au cours de son développement, se situe entre :

- ☐ **A.** 12 et 15 ans
- ☐ **B.** 1 et 2 ans
- ☐ **C.** 6 et 9 ans
- ☐ **D.** 3 et 6 ans
- ☐ **E.** 9 et 12 ans

15. Le fait que l'effet d'un médicament soit augmenté par un autre médicament s'appelle :

- ☐ **A.** La synergie
- ☐ **B.** La potentialisation
- ☐ **C.** L'antagonisme
- ☐ **D.** La méthylation
- ☐ **E.** La conjugaison

16. Un produit qui contient 5 g de produit actif dans 100 mL et qui se présente dans une ampoule de 20 mL contient :

- ☐ **A.** 1 000 mg de produit actif
- ☐ **B.** 1 mg de produit actif
- ☐ **C.** 100 mg de produit actif
- ☐ **D.** 0,1 mg de produit actif
- ☐ **E.** 10 mg de produit actif

▶ QCM à compléments multiples

17. Les cellules présentes au sein de l'épiderme sont :

- ☐ **A.** Les kératinocytes
- ☐ **B.** Les fibroblastes
- ☐ **C.** Les cellules de Merkel
- ☐ **D.** Les mélanocytes
- ☐ **E.** Les adipocytes

18. Les éléments anatomiques qui font partie de l'oreille interne sont :

- ☐ **A.** Le vestibule
- ☐ **B.** L'organe de Corti
- ☐ **C.** La trompe d'Eustache
- ☐ **D.** Le labyrinthe membraneux
- ☐ **E.** L'enclume

19. La parathormone :

☐ **A.** Est produite par les parathyroïdes
☐ **B.** Provoque une hypercalcémie
☐ **C.** Provoque une hypocalcémie
☐ **D.** Provoque une résorption osseuse
☐ **E.** Assure une partie de l'équilibre phosphocalcique

20. Les signes de surdosage de la digoxine sont :

☐ **A.** Des saignements
☐ **B.** Une hypercapnie
☐ **C.** Une hypotonie
☐ **D.** Une bradycardie
☐ **E.** Des vomissements

21. La valve tricuspide :

☐ **A.** Sépare l'oreillette droite du ventricule droit
☐ **B.** Sépare l'oreillette gauche du ventricule gauche
☐ **C.** Est appelée aussi valve atrio-ventriculaire
☐ **D.** Est fermée pendant la systole ventriculaire
☐ **E.** Est ouverte pendant la systole ventriculaire

22. Selon le décret n° 2004-802 du 29 juillet 2004, parmi la liste des soins infirmiers suivants, lesquels peuvent être accomplis dans le cadre du rôle propre ?

☐ **A.** Ablation d'un cathéter périphérique veineux
☐ **B.** Recueil des données biologiques urinaires obtenues par des techniques à lecture instantanée
☐ **C.** Pose de bandages de contention
☐ **D.** Dépistage et évaluation des risques de maltraitance
☐ **E.** Mesure de la pression veineuse centrale

23. Parmi les vitamines suivantes, les vitamines hydrosolubles sont :

☐ **A.** Vitamine A
☐ **B.** Vitamine D
☐ **C.** Vitamine B1
☐ **D.** Vitamine K
☐ **E.** Vitamine B6

24. 7 mL de chlorure de magnésium dosé à 15 % contiennent :

☐ **A.** 10,5 g de chlorure de magnésium
☐ **B.** 10,5 dg de chlorure de magnésium
☐ **C.** 1,05 g de chlorure de magnésium
☐ **D.** 0,105 mg de chlorure de magnésium
☐ **E.** 1 050 mg de chlorure de magnésium

25. S'agissant de la tuberculose :

☐ **A.** C'est une maladie à déclaration obligatoire
☐ **B.** Elle peut être osseuse
☐ **C.** L'agent responsable est le Coxsackie A
☐ **D.** La transmission est manuportée
☐ **E.** Le traitement est une poly-antibiothérapie pendant 6 mois

26. En dehors d'une situation d'urgence, une prescription médicale, pour être valide (au regard de l'article R. 4311-7 du décret du 29 juillet 2004 relatif aux actes professionnels et à l'exercice de la profession d'infirmier) :

- ☐ **A.** Doit être datée et signée
- ☐ **B.** Peut être faite par téléphone
- ☐ **C.** Doit être écrite
- ☐ **D.** Peut être qualitative ou quantitative
- ☐ **E.** Peut provenir d'un protocole écrit, qualitatif et quantitatif, préalablement écrit, daté et signé par un médecin

27. Un traitement par corticoïdes peut être responsable :

- ☐ **A.** D'une rétention d'eau
- ☐ **B.** D'une fuite de potassium
- ☐ **C.** D'une hypoglycémie
- ☐ **D.** D'une augmentation des défenses immunitaires
- ☐ **E.** D'un passage dans le lait maternel

28. Les domaines de soins où la collaboration avec l'aide-soignante ou l'auxiliaire de puériculture peut être effective sont :

- ☐ **A.** L'accueil et l'information du patient
- ☐ **B.** Les soins d'hygiène
- ☐ **C.** L'aide apportée aux personnes ayant perdu leur autonomie
- ☐ **D.** L'hygiène de l'environnement du patient
- ☐ **E.** L'éducation thérapeutique

29. Le purpura est :

- ☐ **A.** Une phlyctène
- ☐ **B.** Une bulle
- ☐ **C.** Une microhémorragie
- ☐ **D.** Une vésicule
- ☐ **E.** Une papule qui ne s'efface pas à la vitro-pression

30. Le surfactant :

- ☐ **A.** Est synthétisé par les cellules alvéolaires
- ☐ **B.** Possède une fonction mécanique
- ☐ **C.** Empêche l'alvéole de se collaber
- ☐ **D.** Joue un rôle de défense immunitaire
- ☐ **E.** Est métabolisé par le poumon

31. Les effets secondaires majeurs de la morphine sont :

- ☐ **A.** Des nausées et des vomissements
- ☐ **B.** Une diarrhée
- ☐ **C.** De la somnolence
- ☐ **D.** Une rétention urinaire
- ☐ **E.** Une dépression respiratoire

32. Les éléments anatomiques du sein sont :

- ☐ **A.** L'aréole
- ☐ **B.** Les canaux galactophores
- ☐ **C.** Les tubercules de Montgomery

☐ **D.** Le mamelon
☐ **E.** La glande de Bartholin

33. Les complications redoutées de la toxémie gravidique sont :
☐ **A.** Le *placenta prævia*
☐ **B.** La môle hydatiforme
☐ **C.** L'hydramnios
☐ **D.** La crise d'éclampsie
☐ **E.** Le retard de croissance intra-utérin (HELLP syndrome)

34. Selon le Code de la santé publique, art. R. 4311-9, lesquels de ces actes peuvent être pratiqués sur prescription médicale par un(e) infirmier(e) à condition qu'un médecin puisse intervenir à tout moment ?
☐ **A.** Pose de dispositif d'immobilisation
☐ **B.** Utilisation d'un défibrillateur manuel
☐ **C.** Ablation de cathéters centraux et intrathécaux
☐ **D.** Injection de médicaments à des fins analgésiques dans des cathéters périduraux
☐ **E.** Injection de produits d'origine sanguine

35. La vitamine B se retrouve en grande quantité dans :
☐ **A.** Le lait
☐ **B.** Les légumes verts
☐ **C.** Le foie
☐ **D.** Les huiles végétales
☐ **E.** Les céréales complètes

36. Cochez les réponses justes parmi les énoncés suivants :
☐ **A.** 1 g de glucides contient 9 kcal
☐ **B.** 1 g de lipides contient 9 kcal
☐ **C.** 1 g de protéines contient 4 kcal
☐ **D.** 1 g de glucides contient 4 kcal
☐ **E.** 1 g de lipides contient 8 kcal

37. L'hypophyse contrôle la sécrétion :
☐ **A.** De la testostérone
☐ **B.** De l'insuline
☐ **C.** De la FSH (*follicle-stimulating hormone* ou hormone folliculo-stimulante)
☐ **D.** De la LH (*luteinizing hormone* ou hormone lutéinisante)
☐ **E.** De l'hormone de croissance

38. En dehors du noyau, la cellule humaine est composée des éléments suivants :
☐ **A.** Réticulum endoplasmique
☐ **B.** Appareil de Golgi
☐ **C.** Cytoplasme
☐ **D.** Ribosome
☐ **E.** Mitochondrie

39. Les fruits qui ont un grand pouvoir allergisant sont :

- ☐ **A.** La pomme
- ☐ **B.** La fraise
- ☐ **C.** L'orange
- ☐ **D.** Le raisin
- ☐ **E.** Le kiwi

40. D'après les articles R. 4311-1 à R. 4311-15 du Code de la santé publique, cochez parmi les soins ci-dessous ceux qui relèvent du rôle propre infirmier :

- ☐ **A.** Injection et perfusion de produit d'origine humaine
- ☐ **B.** Aspiration des sécrétions d'un patient, qu'il soit intubé ou non
- ☐ **C.** Soins et surveillance d'un patient sous dialyse rénale
- ☐ **D.** Pose de dispositif d'immobilisation
- ☐ **E.** Ventilation manuelle instrumentale par masque

QROC

QUESTION 1

Énumérez les points de surveillance d'un plâtre du membre inférieur.

QUESTION 2

Citez les différents types de responsabilités liées à l'exercice professionnel infirmier à l'hôpital public.

QUESTION 3

Indiquez la signification de l'acronyme IMC et les deux données nécessaires à son calcul.

QUESTION 4

Citez cinq signes cliniques pouvant être observés lors d'une déshydratation sévère.

QUESTION 5

Vous préparez une perfusion de 500 mL de sérum glucosé à 5 %, en ajoutant 2 grammes de chlorure de sodium (NaCl) et 1 gramme de chlorure de potassium (KCl). Vous disposez d'ampoules de 20 mL de NaCl dosées à 10 % et d'ampoules de 20 mL de KCl dosées à 20 %.
Calculez la quantité en mL de NaCl et de KCl que vous devez mettre dans chaque flacon.
Faites apparaître vos calculs.

QUESTION 6

Citez quatre précautions pour prévenir les risques d'accidents d'exposition au sang et aux liquides biologiques.

QUESTION 7

Expliquez le rôle physiologique de l'hormone adrénaline.

QUESTION 8

Le Neupogen® est dosé à 0,3 mg par mL. Indiquez combien font 450 µg (microgrammes) de Neupogen® en mL.

QUESTION 9

Citez les signes cliniques de l'œdème aigu du poumon.

QUESTION 10

Argumentez la conduite à tenir devant un enfant victime d'asphyxie par inhalation d'un corps étranger.

CORRIGÉ

QCM

1. A	**11.** C	**21.** A, C, D	**31.** A, C, D, E
2. B	**12.** D	**22.** B, D	**32.** A, B, C, D
3. A	**13.** B	**23.** C, E	**33.** D, E
4. A	**14.** D	**24.** B, C, E	**34.** A, B, C, D, E
5. C	**15.** B	**25.** A, B, E	**35.** A, C, E
6. B	**16.** A	**26.** A, C, E	**36.** B, C, D
7. B	**17.** A, C, D	**27.** A, B, E	**37.** A, C, D, E
8. B	**18.** A, B, D	**28.** A, B, C, D, E	**38.** A, B, C, D, E
9. C	**19.** A, B, C, D, E	**29.** C, E	**39.** B, E
10. B	**20.** D, E	**30.** A, B, C, E	**40.** B, C, E

QROC

QUESTION 1

- Éléments de surveillance locale :
  - au niveau des extrémités : couleur (peau rosée), chaleur, mobilité, absence d'œdème, de douleur, pas d'odeur particulière ;
  - au niveau du plâtre : non taché, non cassé ;
- sur un plan général : surveillance de la température, du pouls (risque de phlébite).

QUESTION 2

Il s'agit des responsabilités suivantes :

- administrative (civile) ;
- pénale ;
- disciplinaire.

QUESTION 3

- L'IMC est l'indice de masse corporelle ou de corpulence.
- Les deux données nécessaires sont le poids et la taille.

QUESTION 4

Cinq signes cliniques pouvant être observés lors d'une déshydratation sévère :

- diarrhée, vomissement ;
- pli cutané persistant ;
- troubles de conscience ;
- agitation ;
- vasoconstriction cutanée (augmentation du temps de recoloration cutanée) ;
- tachycardie, polypnée.

QUESTION 5

- NaCl :

20 mL → 10 %
Besoin : 2 g de NaCl
10 g → 100 mL
X g → 20 mL
(10 × 20)/100 = 2 g de Nacl par ampoule.
Il faut 2 grammes de Nacl donc 20 mL (soit 1 ampoule).

- KCl :

20 mL → 20 %
Besoin : 1 g de KCl
20 g → 100 mL
X g → 20 mL
(20 × 20)/100 = 4 g de KCl/ampoule
Il faut 1 gramme de KCl, soit un quart de l'ampoule.
20/4 = 5 mL

QUESTION 6

Quatre précautions pour prévenir les risques d'accidents d'exposition au sang et aux liquides biologiques :

- ne pas recapuchonner les aiguilles usagées ;
- porter des gants lors des manipulations à risque de contamination ;
- porter une blouse de protection, un masque, des lunettes s'il y a un risque de projection de liquide biologique (aspiration, intubation, endoscopie) ;
- recueillir les objets coupants, tranchants et piquants dans des containers adaptés qu'il ne faudra pas remplir au-delà de la limite de remplissage ;
- évacuer régulièrement et rapidement les containers fermés.

QUESTION 7

L'adrénaline est sécrétée en réponse à un état de stress ou en vue d'une activité physique, entraînant une accélération du rythme cardiaque, une augmentation de la vitesse des contractions du cœur, une hausse de la pression artérielle, une dilatation des bronches ainsi que des pupilles. Elle répond à un besoin d'énergie, par exemple pour faire face au danger.

QUESTION 8

450 µg sont équivalents à 0,45 mg.
D'où :
0,3 mg = 1 mL
0,45 mg = X
Soit 1,5 mL.

QUESTION 9

Les signes cliniques de l'œdème aigu du poumon sont :

- une dyspnée souvent intense avec polypnée et orthopnée ;
- parfois une cyanose marquée, des sueurs, une agitation qui, lorsqu'elles sont présentes, sont des signes de gravité ;
- des râles crépitants bilatéraux à l'auscultation pulmonaire.

QUESTION 10

Devant un enfant victime d'asphyxie par inhalation d'un corps étranger, il faut immédiatement effectuer cinq claques dans le dos ; si inefficace, pratiquer la manœuvre de Heimlich ou de Mofenson selon l'âge de l'enfant, l'objectif de ces manœuvres étant de réaliser une poussée brusque pour évacuer le corps inhalé.

CHAPITRE 14

Sujet corrigé : Caen (2015)

QCM

1. Légendez le schéma à l'aide du tableau ci-dessous.

N° Anonymat

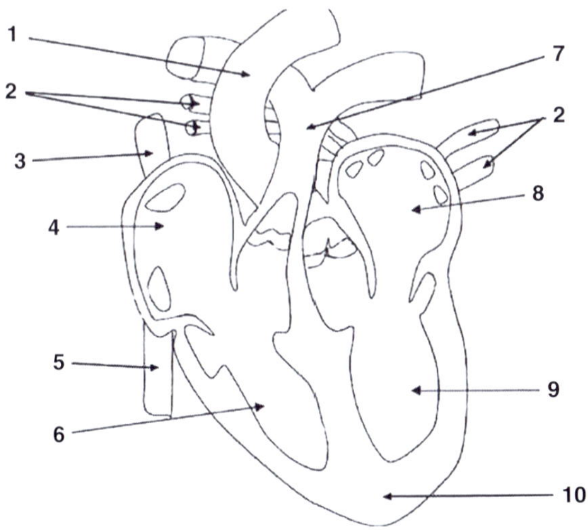

1	...
2	...
3	...
4	...
5	...
6	...
7	...
8	...
9	...
10	...

Cochez la (ou les) bonne(s) réponse(s).

2. Le monoxyde de carbone :

☐ **A.** Est un gaz incolore, inodore, mortel

☐ **B.** Est un gaz incolore, odorant, mortel

☐ **C.** Se fixe à la place du fer dans l'hémoglobine

☐ **D.** Se fixe à la place de l'oxygène dans l'hémoglobine

☐ **E.** Provoque chez l'homme une anoxie

3. Dans la circulation fœtale, le sang oxygéné partant du placenta traverse :

☐ **A.** Les artères ombilicales

☐ **B.** La veine ombilicale

☐ **C.** L'aorte

☐ **D.** L'atrium droit

☐ **E.** Le foramen ovale

4. L'hématopoïèse :

☐ **A.** Est synonyme d'érythropoïèse

☐ **B.** A lieu dans la moelle jaune des os longs

☐ **C.** A lieu dans la moelle rouge

☐ **D.** Fait intervenir des facteurs de croissance spécifiques

☐ **E.** Est régulée par une hormone, l'érythropoïétine

5. Les produits sanguins labiles (PSL) :

☐ **A.** La durée de conservation d'un concentré de plaquettes est de 5 jours entre 20 et 24 °C

☐ **B.** La durée de conservation d'un concentré globulaire est de 52 jours entre 2–6 °C

☐ **C.** Le plasma frais congelé a une durée de conservation de 1 an à T° = – 25 °C

☐ **D.** La durée maximale de conservation des PSL dans un service est de 3 h

☐ **E.** La durée maximale de conservation des PSL dans un service est de 6 h

6. Formule sanguine :

☐ **A.** Les leucocytes exercent une fonction de défense de l'organisme

☐ **B.** Les polynucléaires neutrophiles sécrètent les anticorps

☐ **C.** Les lymphocytes, les monocytes sont issus des ganglions lymphatiques

☐ **D.** Les lymphocytes T interviennent dans les réponses de type cellulaire

☐ **E.** Les plaquettes, rôle fondamental dans l'hémostase, ont une durée de vie de 10 jours

7. Un sujet du groupe sanguin AB :

☐ **A.** Possède l'agglutinogène A

☐ **B.** Possède l'agglutinine B

☐ **C.** Possède l'agglutinogène B

☐ **D.** Possède l'agglutinine A

☐ **E.** Possède l'agglutinogène O

8. Les sérologies obligatoires en début de grossesse sont relatives à :

☐ **A.** La toxoplasmose

☐ **B.** L'hépatite C

☐ **C.** La rougeole

☐ **D.** La syphilis
☐ **E.** La rubéole

9. Le terme « primipare deuxième geste » correspond à :

☐ **A.** Une femme accouche de son deuxième enfant et en est à sa deuxième grossesse
☐ **B.** Premier accouchement, première grossesse
☐ **C.** Pas encore d'accouchement, deuxième grossesse
☐ **D.** Pas d'accouchement, pas de grossesse
☐ **E.** Premier accouchement, deuxième grossesse

10. Le placenta a un rôle entre le sang maternel et celui du fœtus de :

☐ **A.** Fonction respiratoire
☐ **B.** Fonction d'élimination
☐ **C.** Fonction protectrice
☐ **D.** Fonction cardiaque
☐ **E.** Fonction hormonale

11. Le placenta a une activité endocrine par synthèse de :

☐ **A.** œstrogènes
☐ **B.** Progestérone
☐ **C.** Ocytocine
☐ **D.** Prolactine
☐ **E.** Gonadotrophine chorionique

12. L'IVG peut être pratiquée légalement en France avant :

☐ **A.** La 10e semaine de grossesse
☐ **B.** La 12e semaine de grossesse
☐ **C.** La 14e semaine de grossesse
☐ **D.** La 12e semaine d'aménorrhée
☐ **E.** La 14e semaine d'aménorrhée

13. L'endomètre :

☐ **A.** Est une structure ovarienne
☐ **B.** Est une structure utérine
☐ **C.** Est une structure responsable des contractions déclenchant l'accouchement
☐ **D.** Est à l'origine des menstruations
☐ **E.** Est à l'origine de la synthèse de certaines hormones

14. Les complications potentielles de la grossesse liées au diabète de la future mère sont :

☐ **A.** Une microsomie fœtale
☐ **B.** Une fausse couche
☐ **C.** Un hydramnios
☐ **D.** Un retard de croissance intra-utérin du fœtus
☐ **E.** Une mort fœtale

15. Dans un régime sans gluten, les céréales autorisées sont :

☐ **A.** Le maïs
☐ **B.** Le riz

☐ **C.** L'orge
☐ **D.** L'avoine
☐ **E.** Le seigle

16. L'amidon :
☐ **A.** Est stocké dans le foie
☐ **B.** Est un polyoside
☐ **C.** Comme le glycogène est formé de glucose
☐ **D.** Est hydrolysé par l'action des protéases
☐ **E.** Constitue la base du groupe alimentaire des féculents

17. Les enzymes :
☐ **A.** Sont des catalyseurs
☐ **B.** Sont des protéines
☐ **C.** Sont dénaturés par le froid
☐ **D.** Sont dénaturés par le chaud
☐ **E.** Ne dépendent pas du pH

18. Le suc gastrique contient :
☐ **A.** De la citrine
☐ **B.** De l'acide chlorhydrique
☐ **C.** De l'acide lactique
☐ **D.** De la mucine
☐ **E.** De la gastrine

19. L'ossification :
☐ **A.** L'os se forme à partir de foyers d'ossification au centre de la diaphyse
☐ **B.** Ce sont les chondroclastes qui détruisent la masse cartilagineuse
☐ **C.** Ce sont les ostéoblastes qui fabriquent le tissu osseux
☐ **D.** Tous les points d'ossification n'apparaissent qu'après la naissance dans les épiphyses
☐ **E.** La croissance en longueur de l'os se fait grâce au cartilage de conjugaison

20. L'épiderme :
☐ **A.** Comprend la couche cornée, la couche basale et la couche muqueuse
☐ **B.** La couche cornée est une couche formée de cellules remplies de kératine
☐ **C.** La kératine est la principale protéine de structure de la peau
☐ **D.** L'épiderme est vascularisé
☐ **E.** Seuls les corpuscules de Ruffini se trouvent dans l'épiderme

21. Certains médicaments associés aux antivitamines K potentialisent leurs effets :
☐ **A.** Les digitaliques
☐ **B.** Les diurétiques
☐ **C.** Les anti-inflammatoires
☐ **D.** L'acide acétylsalicylique
☐ **E.** Les barbituriques

22. Les vaccins obligatoires en France sont contre les maladies suivantes :

☐ **A.** Le tétanos
☐ **B.** La coqueluche
☐ **C.** La poliomyélite
☐ **D.** La méningite
☐ **E.** La tuberculose

23. Les maladies à déclaration obligatoire sont :

☐ **A.** La dengue
☐ **B.** Le chikungunya
☐ **C.** La méningite virale
☐ **D.** La rougeole
☐ **E.** Le tétanos

24. La transmission de l'hépatite B s'effectue par :

☐ **A.** Une alimentation contaminée
☐ **B.** Une eau contaminée
☐ **C.** Des blessures accidentelles
☐ **D.** La salive
☐ **E.** La voie materno-fœtale

25. Un gène :

☐ **A.** Est une portion d'ADN qui code pour un acide aminé
☐ **B.** Est une portion d'ADN qui détermine un caractère
☐ **C.** Est déterminé par deux allèles, chacun porté par un chromosome d'une même paire
☐ **D.** Fait partie du génome
☐ **E.** Est responsable éventuellement d'une maladie lorsqu'il mute

26. La cellule nerveuse :

☐ **A.** Assure la conduction de l'influx nerveux
☐ **B.** Est toujours myélinisée
☐ **C.** Se renouvelle en permanence
☐ **D.** A une membrane plasmique polarisée
☐ **E.** A un potentiel de repos

27. Au niveau de l'oreille, l'influx nerveux se propage à partir :

☐ **A.** Du marteau
☐ **B.** Du conduit auditif externe
☐ **C.** Du tympan
☐ **D.** De la cochlée
☐ **E.** De la trompe d'Eustache

28. Le système nerveux végétatif est composé :

☐ **A.** Du système orthosympathique et parasympathique
☐ **B.** Du système nerveux périphérique et sympathique
☐ **C.** Du système nerveux sympathique, parasympathique et de la moelle épinière
☐ **D.** Du système nerveux sympathique et des nerfs rachidiens
☐ **E.** Du tronc bulbaire et de la moelle épinière

29. Le système sympathique provoque :

☐ **A.** Une mydriase sur la pupille
☐ **B.** Un myosis sur la pupille
☐ **C.** Une bronchodilatation
☐ **D.** Une vasodilatation périphérique
☐ **E.** Une tachycardie

30. Le tronc cérébral :

☐ **A.** Contient entre autres le bulbe rachidien
☐ **B.** Constitue la base des nerfs rachidiens
☐ **C.** Contient la formation réticulée
☐ **D.** Est impliqué entre autres dans la fonction de veille-sommeil
☐ **E.** Comporte le cervelet

31. Le système nerveux autonome commande les fonctions :

☐ **A.** Cardiaque
☐ **B.** Digestive
☐ **C.** Rénale
☐ **D.** Respiratoire
☐ **E.** Génitale

32. L'ADH ou hormone antidiurétique :

☐ **A.** Est synthétisée dans l'antéhypophyse
☐ **B.** Joue un rôle dans le contrôle de la pression artérielle
☐ **C.** Joue un rôle dans l'élimination de l'eau
☐ **D.** Joue un rôle dans la libération de l'ACTH (hormone corticotrope)
☐ **E.** À très forte dose, a un effet vasoconstricteur

33. Le cortisol :

☐ **A.** Correspond à la principale hormone glucocorticoïde
☐ **B.** Est sécrété par les médullosurrénales
☐ **C.** A une action hyperglycémiante
☐ **D.** Augmente le catabolisme protéique
☐ **E.** Augmente les réactions inflammatoires

34. La régulation de la glycémie fait intervenir :

☐ **A.** Le pancréas
☐ **B.** La vésicule biliaire
☐ **C.** Le foie
☐ **D.** Les reins
☐ **E.** Le côlon

35. En période de canicule, l'organisme, pour diminuer sa température, utilise :

☐ **A.** La vasoconstriction périphérique
☐ **B.** La vasodilatation périphérique
☐ **C.** La libération de noradrénaline
☐ **D.** L'augmentation de l'activité physique
☐ **E.** L'augmentation de l'élimination cutanée

36. Dans les urines, on trouve physiologiquement :
- ☐ **A.** Des micro-organismes
- ☐ **B.** Du potassium
- ☐ **C.** Du glucose
- ☐ **D.** De l'albumine
- ☐ **E.** Du calcium

37. L'abduction est :
- ☐ **A.** Le rapprochement de deux segments de membre
- ☐ **B.** Le rapprochement d'un segment de membre de l'axe du corps
- ☐ **C.** L'éloignement d'un segment de membre de l'axe du corps
- ☐ **D.** Le croisement des deux membres
- ☐ **E.** La déformation d'un membre

38. La ventilation :
- ☐ **A.** L'hypoxie est caractérisée par la diminution de l'oxygène dans le sang
- ☐ **B.** L'espace mort correspond à un territoire bien perfusé mais non ventilé
- ☐ **C.** Les principaux centres de régulation de la ventilation sont corticaux
- ☐ **D.** Le larynx est le carrefour où se croisent les voies aériennes et digestives
- ☐ **E.** La trachée est formée d'anneaux cartilagineux complets

39. Quel(s) élément(s) intervien(nen)t dans la pression oncotique ?
- ☐ **A.** Le glucose
- ☐ **B.** Les lipides
- ☐ **C.** Les protéines
- ☐ **D.** Les sels minéraux
- ☐ **E.** Aucun des éléments cités

40. La cellule :
- ☐ **A.** Est l'unité fonctionnelle et structurale d'un organisme
- ☐ **B.** Le cycle cellulaire comprend la mitose, division d'une cellule en deux cellules filles identiques
- ☐ **C.** Le cycle cellulaire a toujours la même durée, quelle que soit la cellule
- ☐ **D.** Les cellules souches sont uniquement présentes chez l'embryon
- ☐ **E.** La communication entre les cellules peut être chimique ou électrique

QROC

QUESTION 1
Quelle est la conduite à tenir en cas de frissons et de fièvre survenant une heure après le début de la transfusion d'un CGR ($\frac{1}{2}$ poche administrée) ?

QUESTION 2
Que recouvre la notion de consentement aux soins ?

QUESTION 3
Madame X, 63 ans, a été opérée d'une tumeur perforée. La prescription de ce jour est la suivante : Solumédrol® IV, 85 mg à passer en 30 minutes, sachant que vous disposez de flacons de poudre dosés à 20 mg, 40 mg et 120 mg et d'un pochon de sérum physiologique de 100 mL.

Indiquez la quantité en mL de Solumédrol® à passer et calculez le débit de la perfusion.

QUESTION 4

Quelles sont les informations principales à fournir au patient par l'IDE dans les suites postopératoires immédiates d'une amygdalectomie ?

QUESTION 5

Quelles sont les principales causes identifiées de la douleur induite par les soins ? (4 réponses minimum attendues)

QUESTION 6

Vous êtes infirmière en réanimation et vous avez en charge deux patients, dont Mme X. Le médecin anesthésiste-réanimateur vous apprend que l'écouvillonnage rectal effectué chez Mme X révèle que cette patiente est colonisée par des Klebsielles bêtalactamases à spectre élargi (KBLSE). Suite à cette information :

a. Citez l'action préventive qui doit être mise en œuvre par le médecin.

b. Énoncez les mesures concrètes mises en place.

QUESTION 7

Donnez une définition de l'embolie pulmonaire et citez les trois signes cliniques les plus pertinents.

QUESTION 8

Renversé sur la voie publique par une voiture, Benoît, 16 ans, est admis aux urgences. Au moment de l'accident, il a perdu connaissance suite à un traumatisme crânien au niveau temporal.

À son arrivée, il est conscient mais légèrement obnubilé. Le bilan d'imagerie radiologique ne révèle aucune fracture du crâne, ni atteinte du parenchyme cérébral.

a. Quelle complication majeure peut survenir chez Benoît ? Donnez-en une définition.

b. Citez les éléments de votre surveillance neurologique.

QUESTION 9

Quelle est la conduite à tenir lors de l'administration d'un médicament à un patient ?

QUESTION 10

Les événements indésirables associés aux soins restent encore trop fréquents.

a. Donnez une définition de ce terme.

b. Citez des exemples d'événements indésirables (4 items attendus *a minima*).

c. Quelles sont les étapes de la démarche pour en réduire la fréquence ?

CORRIGÉ

QCM

1. 1. Crosse aortique; 2. Veines pulmonaires; 3. Veine cave supérieure; 4. Oreillette droite; 5. Veine cave inférieure; 6. Ventricule droit; 7. Artère pulmonaire; 8. Oreillette gauche; 9. Ventricule gauche; 10. Myocarde.

2. A, C, E	**12.** B, E	**22.** A, C	**32.** B, D, E
3. B, D	**13.** B, D	**23.** A, B, D, E	**33.** A, C, D
4. C, D	**14.** B, C, E	**24.** C, D, E	**34.** A, C, D
5. A, C, E	**15.** A, B	**25.** A, D	**35.** B, E
6. A, D, E	**16.** B, C, E	**26.** A, D, E	**36.** B, E
7. A, C	**17.** A, B, D	**27.** D	**37.** C
8. A, D, E	**18.** B, D, E	**28.** A	**38.** A
9. E	**19.** A, B, C, E	**29.** A, C, E	**39.** C
10. A, B, C, E	**20.** A, B, C	**30.** A, C, D	**40.** A, B, E
11. A, B, E	**21.** C, D	**31.** A, B, C, D, E	

QROC

QUESTION 1

- Arrêt de la transfusion.
- Garder VVP et mettre perfusion.
- Appeler le médecin.
- Relever toutes les 15 minutes : FC, PA, température, FR.
- Interroger et observer le patient (dyspnée, etc.).
- Vérifier l'identité du patient et les contrôles prétransfusionnels.
- Surveiller la diurèse.
- Réaliser examens biologiques, hémocultures, etc.
- Adresser toutes les poches et tubulures en microbiologie.
- Avertir l'EFS et l'hémovigilance de l'établissement (selon procédure de l'établissement).
- Surveiller l'apparition de purpura ou d'hémorragie.

QUESTION 2

- En amont, le patient doit bénéficier d'une information intelligible, claire et loyale.
- Il a le droit de refuser les soins proposés et sa décision est modifiable à tout moment.
- Si le patient est mineur, ou majeur sous tutelle, son avis doit être recherché.
- S'il n'est pas capable d'exprimer sa volonté, sa famille ou la personne de confiance doit être consultée.
- Le consentement aux soins est donné par les parents d'un mineur, du fait de l'autorité parentale.

QUESTION 3

Solumédrol® : prendre un flacon de 120 mg à diluer dans 100 mL de sérum physiologique.

85 mg = 85 × 100/120 = **70,8 mL** ou **71 mL** de pochon à passer.

71 × 20/30 = 47,3 soit **50 gouttes** par minute.

QUESTION 4

Les informations seront fournies oralement et sur un document où seront signalées :

- les suites opératoires normales : douleur dans les oreilles, mauvaise haleine, enduit blanchâtre dans la gorge, apparition de selles noires pendant 2 à 3 jours, etc. ;
- les suites pathologiques nécessitant un retour en consultation : persistance ou réapparition de crachats ou vomissements sanglants, persistance fièvre > 39 °C ou des douleurs dans les oreilles ;
- des recommandations alimentaires : alimentation liquide ou semi-liquide, froide ou glacée.

QUESTION 5

- Manœuvres effectuées lors de l'examen clinique.
- Application des thérapeutiques : soins invasifs répétés, longs, etc. (ponctions, pansements, ablation de pansements, de dispositifs médicaux, etc.).
- Manipulations, positionnements liés aux soins d'hygiène : transfert, mobilisation, toilette, manque de confort, etc.
- Organisation inadaptée des soins : succession des différents professionnels.
- Approche relationnelle trop rapide ou inadaptée.
- Évaluation de la douleur défaillante.
- Sous-utilisation des thérapeutiques.
- Inadaptation du matériel.

QUESTION 6

a. Action préventive : prescription médicale écrite d'isolement septique type « contact ».

b. Mesures concrètes :

- mettre Mme X en chambre seule ;
- signaler sur la porte le type d'isolement mis en place ;
- installer le matériel : SHA, gants UU, casaque ;
- mettre dans la chambre une poubelle réservée aux déchets de soins à risques infectieux (DASRI).

QUESTION 7

C'est une oblitération brusque, totale ou partielle du tronc ou d'une branche de l'artère pulmonaire par un caillot de sang.

Les signes cliniques peuvent être :
- douleur thoracique ;
- dyspnée ;
- hémoptysie ;
- angoisse.

Mais aussi, fièvre, tachycardie, polypnée.

QUESTION 8

a. Benoît risque la survenue d'un hématome extradural. C'est une collection de sang située entre la voûte crânienne et la dure-mère, due à une déchirure artérielle résultant d'un choc à la tête. Risques majeurs :
- hypertension intracrânienne ;
- engagement cérébral.

b.
- Surveillance de jour comme de nuit, toutes les 2 heures :
  - appréciation de la conscience (état de vigilance) ;
  - réponses verbales ;
  - ouverture des yeux à des stimuli, auditifs ou douloureux.
- Surveillance pupillaire :
  - réflexe photomoteur (mydriase/myosis) ;
  - taille ;
  - symétrie pupillaire.
- Réponse motrice des quatre membres :
  - symétrie ;
  - manœuvre de Barré.
- Appréciation des fonctions neurovégétatives :
  - rythme respiratoire ;
  - hémodynamique (pouls, tension artérielle) ;
  - nausées/vomissements ;
  - céphalées.

QUESTION 9

1. Vérifier l'ordonnance.
2. Contrôler l'identité du patient.
3. Contrôler le médicament. Voir les résultats biologiques avant la distribution du médicament.
4. Respecter l'horaire de prise, la compliance. Privilégier la préparation extemporanée.
5. Notification des actes dans le dossier de soins. Surveiller les effets secondaires.

QUESTION 10

a. On appelle « événement indésirable » tout incident préjudiciable à une personne hospitalisée, survenu lors de la réalisation d'un acte de prévention, d'une investigation, d'un traitement, allant de la négligence à l'erreur, voire à l'accident. Cela concerne tous les secteurs : services de soins, blocs, consultations, services logistiques, etc.

b. Ils concernent, à titre indicatif :

- erreur dans l'application d'une prescription (erreur de lecture, prescription illisible, etc.) ;
- erreur de débit, de dosage, de produits, etc., soluté *per os* injecté en IV, etc. ;
- erreur de patient ;
- dispositif médical non adapté (seringue, perfusion, etc.) ;
- extravasation de perfusion ;
- acte chirurgical ;
- défaut de surveillance ;
- chute ;
- infection nosocomiale.

c. Les mesures à prendre :

- le **signalement de l'erreur** au responsable hiérarchique puis au patient (ou sa famille), donc un souci de transparence. C'est une obligation dans l'intérêt du patient et au regard de l'exigence de sécurité des soins. Il permet d'identifier les causes *a posteriori* ;
- l'**analyse des causes** : chercher où, dans le processus de prise en charge, est intervenue l'erreur, et en tirer les enseignements ;
- la proposition d'**actions correctives** et le retour d'information ;
- le développement d'une **culture de la sécurité** des soins : dispositifs de vigilance (hémovigilance, matériovigilance, pharmacovigilance, infectiovigilance), et surtout une culture de résolution positive de l'erreur.

CHAPITRE 15

Sujet corrigé : Metz et Nancy (2013)

QCM

Questions à choix simple

1. Concernant le système endocrinien, vous retenez comme exact :

- ☐ **A.** La glande pituitaire s'appelle également hypophyse
- ☐ **B.** L'hypophyse se compose de trois parties distinctes
- ☐ **C.** L'ocytocine est synthétisée par l'hypophyse postérieure
- ☐ **D.** Les hormones sécrétées par l'hypothalamus sont toutes inhibitrices
- ☐ **E.** La *Prolactin Releasing Hormone* freine la sécrétion de prolactine

2. Concernant la vaccination en France, vous retenez comme exact :

- ☐ **A.** C'est un principe d'immunisation passive acquise artificiellement
- ☐ **B.** Une anatoxine peut être un vaccin
- ☐ **C.** La vaccination ne concerne que les virus
- ☐ **D.** La vaccination contre la coqueluche est obligatoire
- ☐ **E.** La vaccination utilise uniquement la voie injectable

3. Vous devez perfuser 500 mL de chlorure de sodium en 6 heures. Le débit en gouttes par minute sera :

- ☐ **A.** 2
- ☐ **B.** 8
- ☐ **C.** 18
- ☐ **D.** 28
- ☐ **E.** 40

4. Concernant la substance sécrétée par le corps jaune dans la 2e partie du cycle menstruel, vous retenez comme exact :

- ☐ **A.** Aldostérone
- ☐ **B.** Œstrogène
- ☐ **C.** LH-RH
- ☐ **D.** FSH
- ☐ **E.** Progestérone

Questions à choix multiple

5. Concernant une maladie codée par un gène récessif porté par le chromosome X, vous retenez comme exact :

- ☐ **A.** S'il est porté par le père, le père est atteint
- ☐ **B.** S'il est porté par la mère, toutes les filles sont saines
- ☐ **C.** S'il est porté par la mère, toutes les filles sont porteuses

☐ **D.** S'il est porté par le père, tous les fils sont sains et toutes les filles sont porteuses

☐ **E.** S'il est porté par la mère, la maladie s'exprimera seulement dans la deuxième génération

6. Concernant les règles de transmission de l'hérédité, vous retenez comme exact :

☐ **A.** Un caractère est déterminé par deux gènes, un d'origine paternelle et un d'origine maternelle

☐ **B.** Deux gènes gouvernant le même caractère sont appelés allèles

☐ **C.** Ils s'appellent « codominant » s'ils exercent une influence différente

☐ **D.** Lorsque deux individus sont homozygotes, leurs descendants de première génération sont aussi homozygotes

☐ **E.** Un sujet présentant un caractère gouverné par un gène récessif n'est pas obligatoirement homozygote

7. Concernant les échanges transmembranaires, vous retenez comme exact :

☐ **A.** Dans la diffusion, le flux va toujours de la plus forte concentration à la plus faible

☐ **B.** La diffusion est un mode de transport actif

☐ **C.** L'osmose est le processus de la diffusion appliqué aux protéines

☐ **D.** La phagocytose est un type d'endocytose

☐ **E.** La pinocytose est un type d'exocytose

8. Concernant le liquide céphalo-rachidien, vous retenez comme exact :

☐ **A.** Il est sécrété par les plexus choroïdes

☐ **B.** Il circule entre la dure-mère et l'arachnoïde

☐ **C.** Il contient des protéines, du glucose, des chlorures

☐ **D.** Il est résorbé au niveau des villosités arachnoïdiennes

☐ **E.** Son unique rôle est le rôle de protection

9. Concernant le système nerveux végétatif, vous retenez comme exact :

☐ **A.** Il commande la musculature lisse, les fibres musculaires cardiaques et les glandes

☐ **B.** Les centres nerveux du système sympathique sont situés dans la moelle épinière

☐ **C.** Dans le système sympathique, le neurotransmetteur entre le neurone et la cellule cible est la noradrénaline

☐ **D.** L'action du système parasympathique sur la peau provoque une sudation

☐ **E.** L'action du système sympathique sur les vaisseaux entraîne une constriction

10. Parmi ces os, vous retenez comme exacts ceux faisant partie du squelette du pied :

☐ **A.** L'astragale

☐ **B.** Le cuboïde

☐ **C.** Le pisiforme

☐ **D.** Le naviculaire

☐ **E.** Le trapézoïde

11. Parmi les propositions suivantes, vous retenez comme exact :
- ☐ **A.** L'atlas est la première vertèbre cervicale
- ☐ **B.** La colonne vertébrale comprend 8 vertèbres
- ☐ **C.** Les foramens vertébraux forment collectivement l'arc vertébral
- ☐ **D.** Les disques intervertébraux sont plus minces dans la région cervicale
- ☐ **E.** Le sacrum est composé par 5 vertèbres

12. Parmi les propositions suivantes, vous retenez comme exact :
- ☐ **A.** La durée de vie des polynucléaires est de 20 jours
- ☐ **B.** Les hématies sont des cellules anucléées
- ☐ **C.** Les lymphocytes B séjournent dans le thymus
- ☐ **D.** La durée de vie des monocytes peut atteindre plusieurs mois
- ☐ **E.** Les basophiles sont une variété de polynucléaires

13. Parmi les propositions suivantes, vous retenez comme exact :
- ☐ **A.** L'endocarde recouvre la face externe du myocarde
- ☐ **B.** Le sinus coronaire collecte la plus grande partie du sang veineux myocardique
- ☐ **C.** Le nœud de Keith et Flack est considéré comme le stimulateur du cœur
- ☐ **D.** Le tronc pulmonaire quitte le cœur en haut du ventricule gauche
- ☐ **E.** Le débit cardiaque est la quantité de sang éjectée (en L/min) par chaque oreillette

14. Concernant la physiologie respiratoire, vous retenez comme exact :
- ☐ **A.** Le sang arrivant au poumon par l'intermédiaire des veines pulmonaires est du sang systémique
- ☐ **B.** Le gaz carbonique est transporté vers les poumons en majorité sous forme dissoute
- ☐ **C.** Oxygène et gaz carbonique diffusent au travers des parois alvéolaire et capillaire grâce à leur gradient de pression
- ☐ **D.** Une molécule d'hémoglobine capte quatre molécules d'oxygène
- ☐ **E.** Une diminution de la PCO_2 artérielle entraîne une diminution de la ventilation

15. Concernant la trachée, vous retenez comme exact :
- ☐ **A.** La trachée fait suite au larynx
- ☐ **B.** En arrière de la trachée se trouve la loge thymique
- ☐ **C.** En arrière de la trachée se trouve l'œsophage thoracique
- ☐ **D.** À droite de la trachée se trouve le tronc artériel brachio-céphalique
- ☐ **E.** La trachée se divise en bronches droite et gauche au niveau de la 2e vertèbre dorsale

16. Concernant les mécanismes musculaires respiratoires, vous retenez comme exact :
- ☐ **A.** La contraction du diaphragme a une influence sur la mobilité des viscères
- ☐ **B.** La contraction du diaphragme peut être volontaire
- ☐ **C.** La contraction du diaphragme va entraîner la compression des poumons

☐ **D.** Les muscles abdominaux sont des muscles expirateurs
☐ **E.** Les muscles inspirateurs accessoires sont tous des élévateurs des côtes

17. Concernant le rein, vous retenez comme exact :
☐ **A.** Il est constitué de 2 pôles
☐ **B.** Une capsule rénale le recouvre
☐ **C.** C'est un organe intrapéritonéal
☐ **D.** L'artère rénale, la veine rénale et le bassinet forment le pédicule rénal
☐ **E.** Le pédicule rénal pénètre dans le rein par le hile rénal

18. Dans le tube contourné distal, la réabsorption active du sodium est sous la dépendance :
☐ **A.** De la calcémie
☐ **B.** De l'aldostérone
☐ **C.** Des ions H^+
☐ **D.** De l'angiotensine
☐ **E.** De l'hormone antidiurétique (ADH)

19. Concernant les monosaccharides, vous retenez comme exact :
☐ **A.** Galactose
☐ **B.** Saccharose
☐ **C.** Lactose
☐ **D.** Glucose
☐ **E.** Fructose

20. Les cellules gastriques sécrètent :
☐ **A.** La pepsine
☐ **B.** Le facteur intrinsèque
☐ **C.** Le mucus
☐ **D.** La trypsine
☐ **E.** L'acide chlorhydrique

21. Concernant les précautions standards, vous retenez comme exact :
☐ **A.** Le port de gants stériles si les mains présentent des lésions cutanées
☐ **B.** L'utilisation de produit hydro-alcoolique entre deux activités de soins chez un même patient
☐ **C.** Une paire de gants pour un soin pour un patient
☐ **D.** Le nettoyage et la désinfection des surfaces souillées avec un détergent désinfectant
☐ **E.** L'élimination immédiate du matériel piquant dans un conteneur en salle de soins

22. Concernant le port d'un masque chirurgical, vous retenez comme exact :
☐ **A.** Il protège contre toutes les infections transmissibles par voie aérienne
☐ **B.** Il s'utilise lors des petites chirurgies avec risques de projection de liquides biologiques
☐ **C.** Il doit être changé toutes les deux heures en cas de port de longue durée
☐ **D.** Il est recommandé de faire une friction à la solution hydro-alcoolique avant la pose et le retrait
☐ **E.** Il peut être repositionné

23. Concernant les domaines relatifs au score d'Apgar, vous retenez comme exact :

☐ **A.** La fréquence cardiaque
☐ **B.** Le réflexe de succion
☐ **C.** La coloration de la peau
☐ **D.** La marche automatique
☐ **E.** La respiration

24. Concernant les dermatoses de l'enfant, vous retenez comme exact :

☐ **A.** La dermite séborrhéique est une dermatose due à la macération
☐ **B.** Les croûtes de lait sont favorisées par le manque d'hygiène
☐ **C.** L'eczéma est une dermatose atopique
☐ **D.** L'impétigo est une dermatose infectieuse d'origine virale
☐ **E.** Le port de couche peut entraîner une dermite de contact

25. Parmi les pathologies suivantes, vous retenez comme exactes celles transmises par un virus :

☐ **A.** La coqueluche
☐ **B.** Les oreillons
☐ **C.** La scarlatine
☐ **D.** La varicelle
☐ **E.** La rubéole

26. Concernant les propositions suivantes, vous retenez comme exact :

☐ **A.** La vitamine K est prescrite chez l'enfant pour favoriser la minéralisation du squelette

☐ **B.** La vitamine C est prescrite pour traiter le scorbut

☐ **C.** La vitamine D est prescrite pour prévenir et traiter les hémorragies dues à sa carence

☐ **D.** La vitamine A est prescrite en traitement d'appoint des troubles de la cicatrisation cornéenne

☐ **E.** La vitamine B6 est prescrite pour prévenir la chute des cheveux

27. Concernant la pharmacocinétique d'un médicament, vous retenez comme exact :

☐ **A.** La résorption correspond au passage du médicament à travers la muqueuse digestive

☐ **B.** La biodisponibilité d'un médicament est la fraction de la dose administrée qui atteint la circulation générale

☐ **C.** La demi-vie d'élimination d'un médicament permet de définir le nombre de prises par jour

☐ **D.** La diffusion d'un médicament se fait sous forme libre dans la circulation générale

☐ **E.** L'absorption d'un médicament est dépendante de la forme galénique

28. Un produit se présente en ampoule de 20 mL. Sachant qu'il y a 5 g de produit actif dans 100 mL, la quantité de produit actif contenu dans une ampoule sera :

☐ **A.** 1 g
☐ **B.** 1 mg
☐ **C.** 10 mg
☐ **D.** 100 mg
☐ **E.** 1 000 mg

29. Les antalgiques opiacés entraînent :

☐ **A.** Une sédation
☐ **B.** Une stimulation vagale
☐ **C.** Un myosis
☐ **D.** Une dépression des centres respiratoires
☐ **E.** Des diarrhées

30. Concernant les éléments qui franchissent la barrière placentaire, vous retenez comme exact :

☐ **A.** L'alcool
☐ **B.** Les IgM
☐ **C.** Les opiacés
☐ **D.** Le virus de la toxoplasmose
☐ **E.** Les IgG

31. Le diabète gestationnel peut être responsable de :

☐ **A.** Prématurité
☐ **B.** Placenta praevia
☐ **C.** Hydramnios
☐ **D.** Grossesse extra-utérine.
☐ **E.** Fausse-couche.

32. Concernant le rôle du placenta, vous retenez comme exact :

☐ **A.** Permet les échanges respiratoires
☐ **B.** Permet les échanges nutritifs
☐ **C.** A une fonction de digestion
☐ **D.** A une fonction de protection
☐ **E.** A une fonction de réserve

33. Concernant les actions de la progestérone pendant la grossesse, vous retenez comme exact :

☐ **A.** Inhibition de la sécrétion de gonadotrophines
☐ **B.** Stimulation de la croissance de l'endomètre
☐ **C.** Stimulation de la maturation du follicule
☐ **D.** Inhibition des contractions utérines
☐ **E.** Stimulation du développement des alvéoles de la glande mammaire

34. Concernant les hormones sécrétées par les ovaires, vous retenez comme exact :

☐ **A.** La prolactine
☐ **B.** Les œstrogènes
☐ **C.** La progestérone
☐ **D.** Les androgènes
☐ **E.** L'ocytocine

35. Concernant la levée du secret médical, vous retenez comme exact :

☐ **A.** La déclaration de naissance
☐ **B.** Les sévices à enfants
☐ **C.** La sérologie HIV positive
☐ **D.** La déclaration d'accident du travail
☐ **E.** L'examen prénuptial médical

36. Concernant les actes relevant du rôle propre, vous retenez comme exact :

- ☐ **A.** La surveillance de l'hygiène alimentaire
- ☐ **B.** L'aide à la prise de médicaments
- ☐ **C.** La pose de bandages de contention
- ☐ **D.** La mise en place d'un cathéter court
- ☐ **E.** Les aspirations des sécrétions chez un patient trachéotomisé

37. Concernant les transmissions ciblées, la cible peut être :

- ☐ **A.** Une étape de synthèse
- ☐ **B.** Un diagnostic infirmier
- ☐ **C.** Un diagnostic médical
- ☐ **D.** Une situation positive
- ☐ **E.** Un changement dans l'état du malade

38. Concernant l'Agence régionale de santé (ARS), vous retenez comme exact :

- ☐ **A.** Elle définit et met en œuvre la politique régionale de l'offre de soins hospitaliers
- ☐ **B.** Elle nomme le personnel hospitalier
- ☐ **C.** Elle autorise l'activité des établissements de santé
- ☐ **D.** Elle détermine les ressources des établissements de santé
- ☐ **E.** Elle organise la certification

39. Concernant le CLIN, vous retenez comme exact :

- ☐ **A.** Son acronyme signifie : « Comité de lutte contre les infections nosocomiales »
- ☐ **B.** Un CLIN est constitué dans chaque établissement de santé
- ☐ **C.** Il constitue une instance décisionnaire
- ☐ **D.** Il se réunit au moins 2 fois par an
- ☐ **E.** Il donne son avis sur les projets d'aménagement des locaux

40. Les apports nutritionnels du lait de vache et des produits laitiers sont :

- ☐ **A.** Des protides
- ☐ **B.** Du calcium
- ☐ **C.** Des lipides
- ☐ **D.** De la vitamine C
- ☐ **E.** Des vitamines A et D

QROC

QUESTION 1

Citez les composants du noyau cellulaire.

QUESTION 2

Citez les effets du système sympathique sur les bronches.

QUESTION 3

Définissez le terme hémostase.

QUESTION 4

Citez les canaux pancréatiques.

QUESTION 5

Citez les différents types d'immunité en précisant le type de lymphocytes concernés.

QUESTION 6

Pour la prescription médicale suivante :

- Plaie post-opératoire à nettoyer avec Hibiscrub® à diluer au 1/10e avec de l'eau stérile pour obtenir 15 cL de solution détergente.
- Présentation du produit : Hibiscrub® flacon de 125 mL.
  a. Calculez la quantité de produit pur à prélever.
  b. Calculez la quantité de diluant.

QUESTION 7

Un médicament est conditionné en flacon de 30 mL contenant 15 mg de produit actif.
Sachant que 20 gouttes = 2 mL :
a. Combien y a-t-il de mg de produit actif dans 20 gouttes ?
b. Combien de gouttes de ce médicament correspondent à la prescription suivante : 2,5 mg par 24 h ?
Faites figurer vos calculs.

QUESTION 8

Citez les 2 phases du cycle menstruel.

QUESTION 9

Définissez l'accouchement prématuré.

QUESTION 10

Listez les principales sources de la vitamine D.

CORRIGÉ

QCM

1. A	**11.** A, D, E	**21.** B, C, D	**31.** A, C, E
2. B	**12.** B, D, E	**22.** B, D	**32.** A, B, D, E
3. D	**13.** B, C	**23.** A, C, E	**33.** A, D, E
4. E	**14.** C, D, E	**24.** C, E	**34.** B, C
5. A, B, D	**15.** A, C, D	**25.** B, D, E	**35.** A, B, D
6. A, B	**16.** A, B, D, E	**26.** B, D	**36.** A, B, E
7. A, D	**17.** A, B, D, E	**27.** B, C, E	**37.** B, D, E

8. A, C, D	**18.** A, E	**28.** A, E	**38.** A, C, D
9. A, B, E	**19.** A, D, E	**29.** A, B, C, D	**39.** A, B, D
10. A, B, D	**20.** A, B, C, E	**30.** A, C, D, E	**40.** A, B, C, E

QROC

QUESTION 1
Le nucléoplasme, la chromatine, le nucléole.

QUESTION 2
Dilatation des bronches, augmentation de sécrétion bronchique.

QUESTION 3
Procédé physiologique qui entraîne l'arrêt du saignement des petits vaisseaux.

QUESTION 4
Canal de Wirsung et canal de Santorini.

QUESTION 5
- Immunité humorale : lymphocyte B.
- Immunité cellulaire : lymphocyte T.

QUESTION 6
a. 10 mL de solution = 1 mL d'Hibiscrub®
150 mL de solution = 150/10 = 15 mL d'Hibiscrub® pur
b. 15 cL = 150 mL de solution moins 15 mL d'Hibiscrub® = 135 mL d'eau stérile

QUESTION 7
a. 15 mg = 30 mL
y = 2 mL
$15 \times 2 = y \times 30$

$y = \frac{15 \times 2}{30} = 1\text{mg}$ dans 2 mL, soit 1 mg dans 20 gouttes

b. 1 mg = 20 gouttes
2,5 mg = y
$20 \times 2{,}5 = y \times 1$
$y = 20 \times 2{,}5 = 50$ gouttes

QUESTION 8
- Phase folliculaire.
- Phase lutéale.

QUESTION 9
Accouchement survenant avant 37 semaines d'aménorrhée.

QUESTION 10
- Soleil.
- Alimentation.

CHAPITRE 16

Sujet corrigé : Angers (2015)

QCM

Questions à choix simple

1. Le sang :

☐ **A.** Dans les polyglobulies, la taille des érythrocytes du sang est anormalement élevée

☐ **B.** La leucopénie est définie par un taux de leucocytes dans le sang inférieur à 3000/mm^3

☐ **C.** L'anémie pernicieuse est la plus fréquente des anémies par carence en fer

☐ **D.** Les anémies hémolytiques s'observent, entre autres, quand les globules rouges circulant sont détruits

☐ **E.** L'hyperleucocytose pathologique est définie par un taux de leucocytes du sang supérieur à 15 000 mm^3

2. La peau :

☐ **A.** L'épiderme comporte des vaisseaux sanguins et des terminaisons nerveuses

☐ **B.** Le derme, couche superficielle de la peau, est fragile et élastique

☐ **C.** Le corps des glandes sudoripares est enroulé sur lui-même dans le derme

☐ **D.** Les muscles arrecteurs des poils sont stimulés par des fibres nerveuses parasympathiques en réponse à la peur et au froid

☐ **E.** Les ongles sont faits d'une plaque de kératine dure, cornée

3. La mortalité infantile :

☐ **A.** Est le nombre d'enfants mort-nés à la naissance

☐ **B.** Est d'environ 10/1 000 en France

☐ **C.** Diminue en France depuis 1945

☐ **D.** Est en lien avec l'âge des parents

☐ **E.** Est plus élevée en France que dans les autres pays européens

4. La responsabilité de l'infirmier(e) :

☐ **A.** Est engagée uniquement lorsque les actes sont délégués par le médecin

☐ **B.** N'est pas engagée lorsqu'elle délègue les actes à un aide-soignant

☐ **C.** N'est engagée que lorsque les actes relèvent de son rôle propre

☐ **D.** Est engagée dans tous les actes fixés dans le cadre de l'exercice professionnel

☐ **E.** N'est pas engagée lors d'une situation d'urgence

5. Le pourcentage d'eau par rapport au poids du corps d'un adulte en bonne santé est de :

☐ **A.** 30 %
☐ **B.** 40 %
☐ **C.** 50 %
☐ **D.** 60 %
☐ **E.** 70 %

6. L'acétylcholine est :

☐ **A.** Un acide stomacal
☐ **B.** Un antalgique
☐ **C.** Un composant salivaire
☐ **D.** Un neuromédiateur chimique
☐ **E.** Une molécule de base de l'acide désoxyribonucléique

7. L'adolescente de 14 ans :

☐ **A.** Peut se marier sans l'accord de ses parents
☐ **B.** N'a pas l'autorité de son enfant
☐ **C.** Doit obtenir l'accord d'un de ses parents pour bénéficier d'une IVG
☐ **D.** Peut obtenir une contraception sans l'accord de ses parents
☐ **E.** Peut nommer une personne de confiance lors d'une hospitalisation uniquement dans le cercle familial

8. Le système nerveux parasympathique entraîne :

☐ **A.** Une diminution de la fréquence et de la force des battements cardiaques
☐ **B.** Une constriction des artères coronaires
☐ **C.** Une accélération de la coagulation du sang en raison de la vasoconstriction
☐ **D.** Une diminution de la sécrétion biliaire
☐ **E.** Un relâchement de la paroi vésicale

9. La friction hydro-alcoolique des mains :

☐ **A.** Est moins efficace qu'un lavage des mains
☐ **B.** Est obligatoirement précédée d'un lavage des mains
☐ **C.** Ne doit jamais être réalisée après un lavage simple des mains
☐ **D.** Est une pratique exclusive et obligatoire
☐ **E.** Est préconisée par le Comité de lutte contre les infections nosocomiales (CLIN)

10. La femme enceinte :

☐ **A.** A droit à des séances de préparation à la naissance remboursées par la Sécurité sociale
☐ **B.** Prend en moyenne 15 à 20 kg pendant sa grossesse
☐ **C.** Doit obligatoirement effectuer 6 examens médicaux
☐ **D.** Peut contracter la toxoplasmose en mangeant des crustacés
☐ **E.** Doit déclarer sa grossesse dans les 20 premières semaines de la grossesse

11. Groupes sanguins :

☐ **A.** Un culot globulaire AB peut être transfusé à un sujet A

☐ **B.** Un individu de groupe O possède des anticorps naturels anti-A et anti-B

☐ **C.** Un culot globulaire O ne peut être transfusé qu'aux sujets de groupe A ou groupe B

☐ **D.** Un culot globulaire AB peut être transfusé à un sujet de groupe O

☐ **E.** Un individu de groupe AB possède des anticorps naturels anti-A et anti-B

12. Maladies contagieuses :

☐ **A.** La gale n'est pas soumise à une éviction scolaire

☐ **B.** La rougeole n'est pas soumise à une éviction scolaire

☐ **C.** La coqueluche n'est pas soumise à une éviction scolaire

☐ **D.** La méningite à méningocoque n'est pas soumise à une éviction scolaire

☐ **E.** La varicelle n'est pas soumise à une éviction scolaire

13. La peau :

☐ **A.** Le derme est un tissu épithélium de la peau

☐ **B.** L'hypoderme est composé de plusieurs couches de kératocytes

☐ **C.** Les glandes sébacées se situent principalement au niveau des aisselles, des paumes de mains, des plantes de pieds et du front

☐ **D.** La sécrétion de la sueur est sous le contrôle du système nerveux autonome

☐ **E.** La peau est composée de quatre couches : épiderme, derme, hypoderme, muqueuse

14. Le siège de processus de filtration de l'urine est :

☐ **A.** Le glomérule

☐ **B.** Le tube contourné distal

☐ **C.** L'anse de Henlé

☐ **D.** Le tube de Bellini

☐ **E.** Le tube contourné proximal

15. Les articulations :

☐ **A.** La synovie est à l'extérieur de la cavité articulaire

☐ **B.** La mobilité d'une articulation dépend de la forme de la capsule articulaire

☐ **C.** Les articulations trochléennes se retrouvent au niveau de l'ensemble des phalanges des doigts et des pieds

☐ **D.** Les diarthroses sont des articulations immobiles

☐ **E.** Les ménisques sont des os situés dans la cavité articulaire au niveau du genou

16. Le système respiratoire :

☐ **A.** Le poumon gauche est constitué de trois lobes et le droit de deux lobes

☐ **B.** La respiration interne est constituée des voies aériennes inférieures : larynx, trachée, bronches et poumons

☐ **C.** L'anse capillaire efférente contient du sang pauvre en oxygène et riche en dioxyde de carbone

☐ **D.** L'activité respiratoire est commandée par un centre respiratoire situé au niveau du bulbe rachidien

☐ **E.** À l'expiration, le diaphragme se contracte et attire les poumons vers le bas

17. La fonction nutrition :

☐ **A.** La paroi du tractus digestif est composée de quatre tissus : la muqueuse, la surmuqueuse, la sous-muqueuse, la musculeuse

☐ **B.** Lors de la déglutition, le nasopharynx est ouvert pour laisser passer le bol alimentaire

☐ **C.** L'œsophage commence en arrière du cartilage cricoïde au niveau du larynx, à hauteur de la 8e vertèbre cervicale

☐ **D.** La portion terminale de l'œsophage, c'est-à-dire la jonction avec l'estomac, représente le pylore

☐ **E.** Les glandes salivaires sont situées en dehors de la bouche et libèrent leurs sécrétions par des canaux

18. Le nombre de dents temporaires est de :

☐ **A.** 16 dents

☐ **B.** 18 dents

☐ **C.** 20 dents

☐ **D.** 22 dents

☐ **E.** 24 dents

19. L'appareil génital féminin. L'utérus :

☐ **A.** Les orifices des trompes utérines arrivent au niveau du col de l'utérus

☐ **B.** L'utérus est un organe musculaire creux

☐ **C.** L'endomètre est le muscle qui recouvre l'utérus

☐ **D.** L'utérus se situe à l'avant de la vessie

☐ **E.** L'utérus expulse un ovule non fertilisé tous les 14 jours

20. Anatomie de la cage thoracique :

☐ **A.** La cage thoracique se compose de 13 vertèbres

☐ **B.** Le processus xiphoïde est la partie supérieure du sternum

☐ **C.** Les deux paires de côtes les plus inférieures sont appelées les côtes secondaires

☐ **D.** La clavicule s'insère sur la première côte

☐ **E.** Le sternum est classé en os plat

21. Le glycogène :

☐ **A.** Le glycogène est le résultat de la transformation du glucose

☐ **B.** L'insuline est l'hormone qui permet le passage du glycogène en glucose

☐ **C.** Le glycogène a un taux de glycémie supérieur au glucose

☐ **D.** Le métabolisme des hydrates de carbone se fait dans le pancréas

☐ **E.** La néoglucogenèse est le début de la transformation du glycogène

22. La respiration interne est :

☐ **A.** L'échange de gaz des artères pulmonaires vers les veines pulmonaires

☐ **B.** L'échange de gaz par diffusion entre le sang des capillaires et les cellules corporelles

☐ **C.** Le passage de l'air du poumon vers le cœur
☐ **D.** L'échange de gaz par diffusion entre les alvéoles pulmonaires et le sang dans les capillaires alvéolaires
☐ **E.** Le passage de l'air à l'intérieur des fosses nasales

23. Les besoins énergétiques sont :
☐ **A.** Couverts par 50 % d'hydrates de carbone et 50 % de protéines
☐ **B.** Composés de protéines et de vitamines
☐ **C.** Couverts par 55/60 % d'hydrates de carbone, 30 % de lipides et 10/15 % de protéines
☐ **D.** Fournis par les oligo-éléments et les vitamines
☐ **E.** Couverts par 10/15 % d'hydrates de carbone, 30 % de protéines et 70 % de lipides

24. Les échanges gazeux. HCO_3 est la formule chimique :
☐ **A.** Du bicarbonate
☐ **B.** Du dioxyde de carbone
☐ **C.** De l'hydrogène
☐ **D.** Du diazote
☐ **E.** Du méthane

25. Le tendon d'Achille :
☐ **A.** Participe à l'articulation du poignet
☐ **B.** Est situé au niveau du creux poplité
☐ **C.** S'insère sur le scaphoïde
☐ **D.** S'insère sur le calcanéum (calcanéus)
☐ **E.** Relie l'os scaphoïde à l'os cuboïde

26. La trisomie 21 :
☐ **A.** Est une anomalie sur le chromosome 3
☐ **B.** Est dû à la multiplication par 3 du chromosome 21
☐ **C.** Est une aberration chromosomique numérique sur la 21e paire
☐ **D.** Est une anomalie chromosomique héréditaire sur la lignée diploïde
☐ **E.** Possède 48 chromosomes

Questions à choix multiple

27. Les différents troubles :
☐ **A.** La dyslexie est la difficulté de la prononciation des mots due à une malformation ou une lésion de l'appareil extérieur de la parole
☐ **B.** La dyslalie est une difficulté dans l'apprentissage de la lecture
☐ **C.** La dyskinésie est une difficulté des mouvements, quelle qu'en soit la cause
☐ **D.** La dysgraphie correspond à un trouble de l'écriture
☐ **E.** La dysarthrie est une difficulté de la parole due à une paralysie ou un spasme des organes de la phonation

28. Le sommeil paradoxal (ou onirique) chez l'adulte :
☐ **A.** Se situe en fin de cycle de sommeil
☐ **B.** Se manifeste par des mouvements oculaires rapides
☐ **C.** Est la dernière phase du sommeil lent

☐ **D.** Suit la phase d'endormissement

☐ **E.** Permet la récupération physique

29. Le rein :

☐ **A.** L'urètre est le canal d'évacuation de l'urine de la vessie vers l'extérieur

☐ **B.** L'uretère est le canal reliant le bassinet à la vessie

☐ **C.** Le bassinet est la cavité issue de la réunion des trois calices

☐ **D.** La vessie est le réservoir situé dans le petit bassin

☐ **E.** Le néphron est l'unité fonctionnelle du rein

30. Le cœur :

☐ **A.** Le péricarde est l'enveloppe protectrice du myocarde

☐ **B.** La valve sigmoïde se situe entre l'oreillette droite et le ventricule droit

☐ **C.** Les valvules tricuspides empêchent le sang de refluer des artères dans le ventricule

☐ **D.** L'artère coronaire transporte le sang pour alimenter le cœur

☐ **E.** La valve mitrale se situe entre l'oreillette gauche et le ventricule gauche

31. Les bactéries :

☐ **A.** La bactérie a toujours besoin d'oxygène pour vivre et se multiplier

☐ **B.** La bactérie est un organisme unicellulaire, complet et autonome

☐ **C.** Les bactéries sont des cellules eucaryotes

☐ **D.** La bactérie est constituée d'un cytoplasme, d'un appareil de Golgi et d'un noyau

☐ **E.** Le matériel génétique de la bactérie est contenu dans l'appareil de Golgi

32. Le système veineux :

☐ **A.** La veine saphène externe passe en avant de la malléole et monte sur la face interne de la jambe et de la cuisse

☐ **B.** La veine saphène interne suit un trajet de la face postérieure de la jambe jusqu'au creux poplité

☐ **C.** La veine cave inférieure draine le sang veineux de la cavité abdominale et des membres inférieurs

☐ **D.** La veine cave supérieure draine le sang veineux de la tête, du cou et des membres supérieurs

☐ **E.** La veine mésentérique inférieure se jette dans la veine hépatique

33. La forme galénique des médicaments est :

☐ **A.** La quantité de produit actif contenu dans la dose

☐ **B.** L'identification de la molécule médicamenteuse

☐ **C.** Les produits facilitant l'absorption du médicament

☐ **D.** Le nom chimique du produit désignant le principe actif

☐ **E.** La présentation du médicament contenant la dose individuelle de principe actif et l'excipient

34. La phase du cycle cellulaire :

☐ **A.** Les quatre phases de la mitose sont la prophase, la métaphase, l'anaphase et la téléphase

☐ **B.** Pendant la prophase, les organites et la membrane nucléaire se dissolvent

☐ **C.** L'anaphase débute par la séparation des centromères

☐ **D.** L'ADN de l'ensemble des chromosomes est doublé pendant l'interphase

☐ **E.** L'interphase se situe avant la mitose

35. Pour lutter contre le froid, l'organisme :

☐ **A.** Augmente l'activité musculaire

☐ **B.** Diminue l'activité musculaire

☐ **C.** Augmente la combustion cellulaire

☐ **D.** Diminue la combustion cellulaire

☐ **E.** Augmente la vasoconstriction cutanée

36. La cellule humaine comporte divers organites qui sont :

☐ **A.** Les ribosomes

☐ **B.** Le noyau

☐ **C.** L'appareil de colchique

☐ **D.** Les mitochondries

☐ **E.** Le cytosquelette

37. Le développement des tissus osseux s'effectue :

☐ **A.** Avant la naissance

☐ **B.** À la naissance

☐ **C.** À l'adolescence

☐ **D.** À 18 ans

☐ **E.** À 30 ans

38. La prescription médicale d'un anticoagulant doit comporter :

☐ **A.** La durée du traitement

☐ **B.** Le nom du médecin

☐ **C.** La posologie

☐ **D.** Le nom de la personne qui l'administre

☐ **E.** La date de péremption

39. La langue joue un rôle dans :

☐ **A.** La mastication

☐ **B.** La salivation

☐ **C.** Le goût

☐ **D.** La phonation

☐ **E.** La déglutition

40. Le délai légal d'avortement en France est fixé :

☐ **A.** À la fin du 2e mois de grossesse

☐ **B.** À la fin de la 12e semaine de grossesse

☐ **C.** Au début de la 15e semaine de grossesse
☐ **D.** À 14 semaines d'aménorrhées
☐ **E.** À la fin de la 12e semaine d'aménorrhées

QROC

QUESTION 1

Vous êtes infirmière en unité de soins et vous devez poser un antibiotique en intraveineux. Énoncez trois mesures de sécurité avant la pose de l'antibiotique.

QUESTION 2

Énumérez deux caractéristiques juridiques de la nature du travail entre l'infirmier(e) et l'aide-soignant.

QUESTION 3

Citez deux faits qui sont considérés comme un abandon de poste de la part de l'infirmier(e) par le législateur.

QUESTION 4

L'Organisation mondiale de la Santé a défini trois degrés de prévention en matière de soins. Citez-les et, pour chacun d'eux, donnez leur objectif principal.

QUESTION 5

Le poids du nouveau-né à la naissance est de 3 560 g. Le deuxième jour, il pèse 3 270 g. Développez le calcul de sa perte de poids en pourcentage. Le résultat doit être calculé au centième.

QUESTION 6

Le bruit est l'une des nuisances qui entraînent des modifications de nombreuses fonctions physiologiques chez l'homme. Énoncez trois effets du bruit sur notre santé.

QUESTION 7

En tant qu'infirmier(e), vous êtes tenu(e) au secret professionnel. Citez deux des trois textes législatifs qui en réfèrent.

QUESTION 8

Calculez l'indice de masse corporelle de Gabrielle, 10 ans. Son poids est de 30 kg, sa taille de 140 cm.

QUESTION 9

Citez trois familles d'aliments de la pyramide alimentaire.

QUESTION 10

Situez deux zones d'injection pour la voie intramusculaire.

CORRIGÉ

QCM

1. D	**11.** B	**21.** A	**31.** B
2. E	**12.** E	**22.** B	**32.** C, D
3. C	**13.** D	**23.** C	**33.** E
4. D	**14.** A	**24.** A	**34.** B, C, D, E
5. E	**15.** C	**25.** D	**35.** A, C, E
6. D	**16.** D	**26.** C	**36.** A, B, D, E
7. D	**17.** E	**27.** C, D, E	**37.** A, B, C, D
8. B	**18.** C	**28.** A, B	**38.** A, B, C
9. E	**19.** B	**29.** A, B, C, D, E	**39.** A, C, D, E
10. A	**20.** E	**30.** A, D, E	**40.** B, D

QROC

QUESTION 1

- Contrôle de la conformité de la prescription (datée, signée, posologie, voie d'administration et durée).
- Contrôle du produit utilisé en adéquation avec la prescription.
- Contrôle de l'intégrité du produit et du matériel utilisé.
- Contrôle des dates de péremption du produit et du matériel.
- Respect des règles d'hygiène.
- Vérifier l'identité de la personne.
- S'assurer du consentement de la personne.

QUESTION 2

- L'aide-soignant travaille sous la responsabilité de l'infirmier(e) dans la limite de la qualification reconnue du fait de sa formation.
- Le travail est appelé collaboration.
- Nécessité d'encadrement et d'évaluation par l'infirmier(e).

QUESTION 3

- Absence de reprise de service (après un congé) sans justification d'absence dans les 48 heures.
- Abandon de son service sans autorisation en cours d'exercice.
- Absence de prise de service lors d'une assignation pendant une grève.

QUESTION 4

- Prévention primaire : prévenir l'apparition des maladies.
- Prévention secondaire : dépister précocement les maladies.
- Prévention tertiaire : éviter les rechutes, accélérer la guérison, favoriser la réinsertion.

QUESTION 5

3 560 – 3 270 = 290 g

3 560 g = 100 %

290 g = X %

$$X = \frac{290 \times 100}{3560} = 8{,}14\ \%$$

QUESTION 6

- Nervosité.
- Insomnie.
- Migraine.
- Stress.
- Baisse de l'acuité auditive, surdité.
- Troubles cardiovasculaires.
- Diminution de l'attention.

QUESTION 7

- Code pénal.
- Code de la santé publique (règles professionnelles 2004 et exercice de la profession).
- Loi du 4 mars 2002 relative aux droits des malades et à la qualité du système de santé.

QUESTION 8

$$IMC = \frac{\text{poids}\,(\text{kg})}{(\text{taille en m})^2}$$

$$IMC = \frac{30}{1{,}42}$$

IMC = 15,3

QUESTION 9

- Les fruits et les légumes.
- Le pain, les céréales, les féculents, les légumes secs.
- Le lait et les produits laitiers.
- Les viandes, les poissons, les œufs.
- Les matières grasses.
- Boissons : eau.

QUESTION 10

- Le quadrant supéro-externe du muscle grand fessier.
- Le deltoïde.
- Le quadriceps.

Elsevier Masson S.A.S - 65, rue Camille-Desmoulins
92442 Issy-les-Moulineaux Cedex
Dépôt Légal : septembre 2016

Retirage août 2017

Imprimé en Pologne par Dimograf